DE L'ÉPIDÉMIE
DE CHOLÉRA

QUI A RÉGNÉ

DANS LE DÉPARTEMENT DE LA CHARENTE,

PENDANT L'ANNÉE 1855;

PAR

M. LE DOCTEUR A. CHAPELLE.

PARIS,

VICTOR MASSON, LIBRAIRE-ÉDITEUR,

PLACE DE L'ÉCOLE DE MÉDECINE.

—

1856.

T

DE L'ÉPIDÉMIE DE CHOLÉRA

QUI A RÉGNÉ

DANS LE DÉPARTEMENT DE LA CHARENTE,

PENDANT L'ANNÉE 1855;

PAR

LE DOCTEUR A. CHAPELLE.

L'épidémie dont je trace ici le rapide tableau, mérite, à plusieurs titres, de fixer l'attention des médecins. Elle résume en elle les traits épars de la symptomatologie cholérique ; elle s'est développée sur une large surface, a sévi dans des localités et dans des circonstances très diverses. Son étude jette quelques rayons de lumière sur certains points obscurs de cette redoutable maladie.

MARCHE DE L'ÉPIDÉMIE.

Le département de la Charente avait été à peine effleuré par les épidémies cholériques de 1832 et 1849. Celle de 1854 frappa seulement la partie septentrionale du département. Ruffec et la petite commune de Condac située aux portes de cette ville, furent les deux localités où la maladie commença ses ravages. Aux mois

de juillet et d'août, 60 habitants de Ruffec succombèrent au choléra. Peu à peu, l'épidémie s'étendit. A la fin d'août, elle gagna la commune de Lafaye ; en septembre, elle sévit sur les communes de Verteuil, de Cellefrouin, de Puyréaux, de Salles, de Saint-Gourson, de Nanclars ; en octobre, elle envahit quelques villages des communes de Fontenille, de Saint-Sulpice, de Saint-Front, de Chenon ; en novembre, elle fit quelques victimes à Aunac. L'arrondissement de Ruffec seul enregistra 272 décès par le choléra. L'épidémie termina ses ravages dans l'arrondissement de Confolens. La petite commune de Beaulieu, canton de Saint-Claud, fut la dernière frappée. La maladie commença à s'y manifester dans les premiers jours de novembre et disparut un mois après, au commencement de décembre. Dans cet intervalle de temps, elle fit 31 victimes, dont 23 femmes et 8 hommes. Là, particularité assez rare, la population vivant dans l'aisance fut plus éprouvée par la maladie que la classe indigente. Tous ceux qui succombèrent présentèrent la cyanose à un haut degré.

Tout faisait croire que notre département serait exempt du choléra pour l'année 1855. Le froid de l'hiver paraissait l'avoir entièrement dissipé. Depuis un mois, nulle part on n'avait signalé sa présence, lorsque, le 3 janvier 1855, je fus appelé près d'un homme épuisé par le travail et les peines morales, le nommé Simon Trion, âgé de 55 ans, domicilié à Angoulême, rue Saint-Martial. Dès la veille, il avait éprouvé de la diarrhée d'une couleur brune, un peu de soif et un grand accablement. Dans la nuit du 2 au 3, il avait ressenti quelques crampes aux mollets, aux pieds et avait eu quelques vomissements. Quand je le vis, il était dans une prostration considérable, il accusait une soif vive, de l'angoisse épigastrique; le pouls était faible et dépressible, la peau froide, la voix déjà voilée, les yeux se trouvaient entourés d'un cercle bleuâtre et enfoncés dans leur orbite; la diarrhée de couleur grisnoirâtre continuait à être abondante. Quelques crampes et quelques vomissements apparaissaient seulement à intervalles éloignés. Par la médication au tannin que je mis en usage, le malade se trouva rapidement débarrassé de sa diarrhée. Mais malgré les toniques et les excitants employés, l'affaiblissement alla en augmentant, et il s'éteignit dans la nuit du 4 au 5 janvier. Depuis plusieurs mois, cet homme n'avait pas quitté la commune d'Angoulême. Le jour même de sa mort, son épouse, Elisabeth Gaillard, âgée de 58 ans, fut prise des mêmes accidents et mourut le 7 janvier dans un état profond d'adynamie. Quelques jours après, et sur des points divergents de la commune, sur le plateau de la ville et dans les parties éloignées des faubourgs, de pareils états morbides vinrent à se produire. Au lieu appelé Lardillier, dans la partie rurale du faubourg La Madeleine, un cultivateur succomba en 24 heures, après avoir éprouvé des crampes, des vomissements, un amaigrissement rapide, une soif prononcée, des sueurs froides, une diarrhée noirâtre et abondante, et un peu de cyanose. C'est dans de telles circonstances, que deux malades présentant des symptômes semblables à ceux que je viens d'indiquer, entrèrent à l'hôpital d'Angoulême et y moururent. L'autopsie qui en fut faite révéla dans le tube gastro-intestinal une congestion sanguine du tissu cellulaire sous-muqueux, allant souvent jusqu'à l'état d'ecchymose. Cette rougeur se

montrait par traînées longitudinales ou par plaques
transversales plus ou moins étendues. Le jéjunum et
l'iléon, surtout, étaient les portions de l'intestin où cette
congestion se trouvait le plus prononcée. Cet état ecchy-
motique de la muqueuse intestinale, le caractère peu
marqué des crampes et des vomissements avaient jeté
du doute dans l'esprit de quelques médecins d'Angoulême sur le caractère cholérique de la maladie. Mais
ces doutes ne tardèrent pas à se dissiper. Dès la fin du
mois de janvier, l'épidémie prit une nouvelle intensité,
frappa la population pauvre des faubourgs, du faubourg Saint-Ausone surtout, et de la partie nord du
plateau de la ville. L'époque où elle sévit avec le plus de
force fut la seconde moitié du mois de février et la première moitié du mois de mars. Alors le froid était de-
venu très vif, la glace et la neige couvraient le sol. Les
malades qui succombèrent dans cette période du choléra présentèrent à un haut degré des crampes violentes, une diarrhée abondante et d'un blanc grisâtre,
une soif inextinguible, un amaigrissement rapide, l'excavation des orbites, des sueurs froides, la cyanose et la
mort sans être précédée de phénomènes réactionnels. Le
dernier décès cholérique fut du 2 avril 1855. Alors le
chiffre officiel des morts par l'épidémie s'élevait à 61.

Pendant que la commune d'Angoulême était le théâtre des ravages du choléra, la petite ville de Jarnac,
distante de 28 kilomètres, se trouvait sous la même
influence morbide. Après quelques jours de diarrhée
ordinairement sans coliques, les phénomènes cholériques caractérisés surtout par les évacuations alvines
riziformes, la prostration, l'amaigrissement rapide et
la cyanose, éclatèrent dans la population affaiblie par

l'âge ou par la misère. Le premier décès cholérique eut
lieu le 28 février. Le 1er mars, deux vieillards âgés l'un
de 76 ans et l'autre de 69 ans succombaient à l'influence épidémique. La dernière victime date du 31
mars. Là, après avoir causé en tout 8 décès, la maladie
s'éteignit et ne reparut qu'au mois d'octobre, où elle
sévit avec plus d'intensité.

Alors, le choléra fit une nouvelle halte dont la durée
fut de près de deux mois. Du 2 avril au 30 mai, on
n'observa sur aucune partie de notre département de
signe qui dénotât sa présence; mais le 30 mai, sans
cause appréciable, Jean Stephen, âgé de 41 ans, bor-
dier au hameau du Pas-du-Mât, commune de La Couronne,
fut pris de diarrhée d'abord verdâtre, puis d'un blanc
grisâtre, et de soif inaccoutumée. Malgré l'état de faiblesse où il se touvait, il put le lendemain se rendre à
pied à la foire de La Couronne. Après un repas peu co-
pieux qu'il y prit, il éprouva une sensation de pesanteur considérable à l'épigastre, une diarrhée excessive,
une soif qu'il ne pouvait maîtriser. Cependant il put
gagner, mais avec beaucoup de peine, son habitation
distante de trois kilomètres. Dès le soir, il se trouva
pris de crampes, de vomissements opiniâtres, de refroidissement de tout le corps. Le lendemain les symptômes continuèrent avec plus d'intensité, la cyanose commença à se manifester, et le 3 juin il succomba au
choléra le mieux confirmé. Dans la nuit qui précéda la
mort de Stephen, sa femme fut prise de diarrhée, de
vomissements, de crampes peu considérables; mais
plus heureuse que lui, elle triompha de l'attaque cholérique. De même, ses trois enfants éprouvèrent une diarrhée abondante d'un blanc grisâtre, quelques vomisse--

ments, mais aucun ne mourut. Le hameau du Pas-du-Mât est placé au centre d'une petite forêt de chênes et éloigné de tout village. Il est situé sur la limite des trois communes de la Couronne, de Saint-Michel et de Nersac. La famille Stephen, n'avait eu, depuis plusieurs semaines, aucune relation avec les localités voisines, du reste toutes exemptes d'affection cholérique.

A partir de ce moment jusqu'aux premiers jours du mois de décembre 1855, époque où l'épidémie expira complètement, le choléra ne présenta plus aucune période de sommeil, aucun instant de trêve. Presque en même temps que les habitants du Pas-du-Mât étaient pris d'affection cholérique, la maladie se répandait vers l'ouest et gagnait la commune de Nersac. Les villages de La Fuie et de Pombreton, situés sur les hauteurs qui dominent le bourg, furent les premiers frappés, tandis que les villages situés dans le bas de la vallée et près des bords de la Charente se trouvèrent épargnés. Peu à peu le bourg fut à son tour envahi et paya au fléau le plus large tribut. Dans l'épidémie de Nersac, dont la durée fut de trois semaines, 22 personnes de tous âges périrent par le choléra. La diarrhée prémonitoire fut un symptôme constant. Les déjections riziformes, les crampes, la suppression des urines, la soif inextinguible, la cyanose apparurent chez tous les malades qui succombèrent à l'épidémie.

Le choléra, qui avait pris la direction de l'ouest, changea tout à coup le sens de sa propagation et se porta à l'est. D'un seul bond, il arriva à Ruelle, à seize kilomètres de distance. Angoulême, qui est intermédiaire à ces deux localités, et à peu près équidistant de Nersac et de Ruelle, resta alors exempt de la maladie.

Quelques semaines avant l'apparition du choléra, les communes de Ruelle et de Magnac-sur-Touvre, voisines l'une de l'autre, avaient été cruellement éprouvées par la fièvre typhoïde. Aussitôt que l'influence cholérique commença à s'y faire sentir, tout symptôme typhoïde disparut pour ne plus se reproduire pendant la durée de la nouvelle épidémie. C'est le 22 juin que le choléra débuta à Ruelle. La première personne atteinte fut un vieillard de soixante-dix ans, presque indigent, affecté de diarrhée depuis cinq jours. Le 22, à onze heures du matin, il fut pris de crampes, de vomissements, de soif excessive, d'excavation profonde des orbites, de sueur froide, de cyanose, et à dix heures du soir, il avait cessé de vivre. Depuis plus d'un an, cet homme n'avait pas quitté les communes de Ruelle et de Magnac-sur-Touvre. La scène morbide une fois ouverte, le mal fit de rapides progrès. Le bourg de Ruelle et les villages situés sur la rive droite de la Touvre, appelés La Terrière, Fissac et Villement, furent presque uniquement frappés, tandis que les villages placés sur la rive gauche furent épargnés en très grande partie. Là l'épidémie cessa ses ravages le 26 juillet, et pendant les trente-quatre jours de sa durée, elle fit soixante-huit victimes, sur une population de 1,570 habitants.

C'est dans la commune de Ruelle et dans le cours de cette épidémie que commença à apparaître cette cholérine particulière, où les évacuations liquides, au lieu de s'établir sur le tube intestinal, se produisaient à la surface de la peau. Cette cholérine, appelée suette par les médecins et le public de notre département, et que j'ai qualifiée du nom de *Cholérine sudorale*, prit bientôt un développement considérable. Dès lors, elle suivit ou précéda le choléra proprement dit dans ses pérégrinations successives.

Tandis que le choléra diminuait ou cessait complètement ses ravages dans la commune de Ruelle, il allait, en rayonnant, frapper les localités voisines, traînant constamment avec lui la cholérine sudorale et la cholérine intestinale. Il portait des coups meurtriers au sud, à l'est, au nord, à l'ouest. C'est ainsi qu'à Magnac-sur-Touvre, le premier malade cholérique fortement atteint succomba le 10 juillet. Quelques jours après, dix-huit habitants du bourg furent frappés mortellement. Le village de Relette de la même commune, peuplé de 110 habitants, perdit, presque en même temps, vingt personnes, c'est-à-dire près du sixième de sa population. Ceux qui vivaient dans l'aisance eurent autant à souffrir du fléau que les habitants pauvres. — Dès le 18 juillet l'épidémie sévit dans la commune de Mornac et y fit en tout vingt-sept victimes. — La commune de Champniers, limitrophe de celle de Ruelle comme les deux précédentes, fut envahie par la maladie dès le 16 juillet. La cholérine intestinale et la cholérine sudorale frappèrent la presqu'universalité des habitants de cette commune populeuse. Toutefois, cette maladie ne fit aucune victime chez les personnes qui se montrèrent prudentes et réservées. Mais le choléra proprement dit, au lieu de se disséminer, concentra son action sur le village de Viville, le plus pauvre, mais le plus peuplé de la commune. Ce village est situé sur le versant d'un coteau au bas duquel coule un petit ruisseau suffisant en hiver, mais ordinairement insuffisant en été, pour faire tourner un moulin. Une écluse, destinée à accroître la chute de l'eau et à l'accumuler en temps de sécheresse, avoisine le moulin. Au moment où l'épidémie régnait dans la localité, l'eau était presque nulle, la digue ne retenait qu'une boue épaisse, fangeuse et fétide. Or, les habitants du bas du village, placés près du bord de ce foyer insalubre ont été presque complètement épargnés par le choléra, tandis que ceux qui occupaient le haut du village ont été ravagés par cette maladie. Là, du 20 juillet à la fin du mois d'août, époque de sa disparition, le choléra fit quarante-deux victimes sur une population de 300 habitants. — A l'ouest, les communes de L'Houmeau-Pontouvre, de Balzac, d'Angoulême, de l'Isle-d'Espagnac eurent également à souffrir, et presque en même temps, de l'épidémie cholérique. Mais au lieu de se déclarer sous la forme de choléra véhément, la maladie se produisit sous la forme de cholérine sudorale surtout, et ne fit aucune victime chez les personnes prudentes, qui ne cherchèrent pas à brusquer la transpiration. Ce ne fut qu'à intervalles éloignés, que se manifestèrent quelques cas isolés de choléra proprement dit, qui, au Pontouvre et à l'Isle-d'Espagnac, détermina en tout dix décès.

Mais c'était surtout vers le nord-est que l'épidémie étendait ses ravages. Cette partie de notre département est traversée du nord au sud par l'importante forêt de la Braconne. A l'ouest de cette forêt et sur sa limite, se trouvent les communes de Mornac, de Champniers, de Brie, de Jauldes, de Coulgens; à l'est et près de la même forêt sont placées les communes d'Agris, de Rivières, de Saint-Projet, de La Rochefoucauld. Cette profonde et épaisse couche de végétation étendue sur une surface de 4,500 hectares ne put servir de barrière contre l'envahissement du choléra. La maladie gagna presque en même temps les communes placées sur les parties opposées de la forêt. D'une part, Brie, Jauldes, Coulgens; de l'autre, Rivière, Saint-Projet, Agris, La Rochefoucauld furent frappés par l'épidémie à de très courts intervalles. Les communes de Bunzac, de Marillac, et plus au nord celle de Suaux, éprouvèrent presque simultanément l'influence épidémique. Dans toutes ces localités, la cholérine, soit sudorale soit intestinale, précéda de quelques jours l'apparition du choléra à caractère violent.

Dans la commune de Jauldes, la maladie débuta le 16 juillet. Ce fut le village de Glanges qui fut le premier attaqué. Ce village, qui contient 13 feux, est situé dans un enfoncement de la forêt de la Braconne. Tous ses habitants sont riches et bien logés, et cependant il fut la localité la plus vivement éprouvée : il eut seize décès cholériques. La première victime a été l'adjoint de la commune. Le village de Cherves, contenant 35 feux, situé à l'ouest du bourg de Jauldes sur un terrain sec et élevé, et distant de 2 kilomètres de la forêt de la Braconne, ne fut frappé par la maladie qu'après sa cessation au village de Glanges. Vingt habitants de Cherves succombèrent au fléau. Le bourg eut à souffrir de l'épidémie, mais dans des proportions moins considérables. Quelques cas isolés se manifestèrent également dans quelques villages voisins. Des 1,282 habitants qui composent la commune de Jauldes, quatre-vingt-cinq moururent du choléra. Là, la cholérine sudorale prit une très grande extension et fut l'occasion de la mort de quelques personnes qui cherchèrent par la réfrigération à supprimer la sueur. Plusieurs cas fou-

droyants de choléra, de cinq à six heures de durée
totale, furent observés dans cette localité. Les crampes,
la diarrhée et les vomissements par fusées, la soif
excessive, l'amaigrissement rapide, l'algidité, la cyanose se manifestèrent chez ceux qui succombèrent à
l'affection cholérique. La commune de Coulgens, ad-
jacente à celle de Jauldes, se trouve habitée par une
population généralement pauvre, tandis que cette dernière est peuplée d'habitants vivant dans l'aisance ; et
cependant la commune de Coulgens n'a présenté que
dix-huit décès cholériques. Ce ne fut qu'après la décroissance de l'épidémie au village de Glanges situé à l'ouest,
que Coulgens fut atteint. Puis l'épidémie cessa de s'y
manifester pour se porter à l'est, au village de Cherves,
où elle exerça ses ravages. Dans la commune de Coulgens, où la maladie a présenté le même appareil symptomatique qu'à Jauldes, sa durée a été courte. Elle ne
s'est manifestée que du 5 au 25 août.

La petite ville de La Rochefoucauld, peuplée de
2,600 habitants, est située dans une vallée plate où
coule la rivière appelée la Tardouère. La partie basse de
la ville se trouve assise sur les deux rives de ce cours
d'eau qui se gonfle en hiver, au point de déborder, et
en été se dessèche de manière à ne contenir qu'un
liquide boueux et fétide. C'est à cette disposition des
lieux qu'est due l'insalubrité des habitations placées
dans ce voisinage. En 1849, La Rochefoucauld fut la
seule localité de notre département où le choléra vint
s'abattre. Il sévit alors presque uniquement sur la
population pauvre et la partie basse de la ville. Son
apparition fut courte, mais ses coups furent violents.
Du 26 août au 26 septembre, durée de son invasion,

soixante-seize personnes furent atteintes et cinquante
succombèrent à la maladie. Au contraire, en 1855,
l'épidémie s'étendit presque uniformément sur toutes
les parties de la ville et fit des victimes dans tous les
rangs de la société. Toutefois, les habitations basses
situées sur la rive gauche de la Tardouère, qui consti-
tuent ce qu'on appelle le quartier Saint-Florant,
furent les premières et les plus vivement frappées
par la maladie, dont la durée fut longue, et le
cours traversé par des rémissions nombreuses. Le
choléra débuta le 18 juillet sous la forme de cholérine intestinale avec crampes, et le 20 juillet survint le premier cas de choléra proprement dit, qui,
au bout de vingt-quatre heures, se termina par la
mort. Puis, quelques jours se passèrent sans apparition de choléra à symptômes graves. La cholérine
sudorale et intestinale seule se manifestait. Mais le mois
d'août fut l'époque où l'épidémie se montra la plus
violente. Du 1er au 10 août, il y eut six décès cholériques ; du 11 au 20 août, vingt-quatre décès ; et jusqu'à
la fin du mois le mal alla en progressant, car du 20 au
31 août le nombre des morts s'éleva à trente-cinq. Par
contre, le mois de septembre se montra peu meurtrier.
La cholérine intestinale fut l'affection dominante. Le
choléra ne disparut complètement qu'au mois d'octobre,
après avoir fait cent deux victimes dans la commune
de La Rochefoucauld. La cholérine sudorale fut nulle
dans l'épidémie de 1849, tandis que dans celle de 1855
elle se produisit chez un grand nombre de malades.
Dans la première invasion cholérique, les cas foudroyants furent nombreux, et une forte cyanose accom-
pagna chaque décès. En 1855, les cholériques ne suc-

combèrent pour la plupart que lentement, et chez plusieurs la cyanose vint à manquer.

La commune de Brie, intermédiaire à La Rochefoucauld et à Champniers, voisine de Jauldes, a été envahie par l'épidémie cholérique à la même époque. Tandis que la cholérine intestinale a dominé dans l'épidémie de La Rochefoucauld et de Champniers, la cholérine sudorale a été plus fréquente et plus générale dans celle de Brie. Au lieu de se grouper dans un ou deux villages, la maladie s'est étendue sur les diverses parties de la commune. La première victime cholérique date du 20 juillet, et la dernière du 22 octobre. Le nombre des décès dû à l'épidémie a été de soixante-quinze sur une population de 2,116 habitants.

Au nord de ces communes et appartenant au canton de Saint-Claud, la commune de Suaux distante de 15 kilomètres de La Rochefoucauld était également visitée par le fléau épidémique. C'est le 13 juillet que la maladie débuta dans cette localité, d'abord sous la forme de cholérine intestinale intense, puis de choléra proprement dit. Les déjections alvines conservèrent constamment la couleur blanche et la consistance liquide. Les cas foudroyants furent nombreux, surtout dans la la première période de l'épidémie ; les urines devinrent rares, et la cyanose apparut d'une manière tranchée chez tous les malades qui succombèrent au choléra. C'est le 2 août seulement que la cholérine sudorale commença à s'y manifester. Bientôt elle devint très prononcée, s'étendit sur un très grand nombre d'habitants et remplaça dès lors la cholérine intestinale. Le 16 août la maladie disparut après avoir fait vingt-quatre victimes. Le bourg de Suaux et les trois villages de la

Gasse, de Montpioux et de la Quérilière furent les seules parties de la commune frappées par la maladie.

Pendant que, dans les mois de juillet et d'août, l'épidémie cholérique sévissait au nord-est d'Angoulême, cette ville, alors à peu près exempte de choléra proprement dit, se trouvait sous l'influence de la cholérine cutanée. Des faubourgs entiers, comme le faubourg Saint-Martin, surtout, étaient exposés à l'action sudorale. De longs prodrômes accompagnés d'état saburrhal précédaient l'invasion de la diaphorèse ; mais l'épidémie était sans gravité ; seulement les convalescences étaient longues et l'appétit tardait à se faire sentir. Les communes de l'Isle-d'Espagnac, de Soyaux, de Garat, de Dirac, de Puymoyen, qui entourent Angoulême à l'est et au sud se trouvaient sous la même influence morbide, et partout l'épidémie conservait sa bénignité. Les deux premières seulement présentèrent des exemples de choléra proprement dit.

Mais les mois de septembre et d'octobre furent les époques de l'année où l'épidémie se montra avec le plus d'intensité. Au nord, au centre, à l'est, à l'ouest de notre département, le choléra éclatait avec violence et exerçait une action des plus meurtrières. L'arrondissement de Ruffec était cruellement éprouvé. L'arrondissement d'Angoulême dans ses points les plus éloignés, Vars et Saint-Amant-de-Boixe au nord-ouest, et Montbron à l'extrémité est, était décimé par l'épidémie. L'arrondissement de Cognac, dans les localités de Vibrac, de Jarnac, de Cognac même, éprouvait aussi l'action destructive du choléra. La partie sud de l'arrondissement de Confolens était seule frappée. Alors et comme dans tout le cours de l'épidémie cholérique, l'arrondissement de Barbezieux resta complètement exempt des atteintes du fléau.

La petite commune de Luxé, située sur la rive gauche de la Charente, a été la première localité qui ait été frappée par le choléra dans l'arrondissement de Ruffec. L'épidémie y a débuté le 7 août sous la forme de cholérine sudorale et intestinale et a cessé d'y sévir le 3 septembre, après avoir fait soixante-deux victimes. Au point de vue symptomatique, la maladie n'y a revêtu aucun caractère spécial digne d'être noté. Mais il est une circonstance topographique qu'il importe de mentionner en passant. En aval du bourg de Luxé et à une distance d'environ 400 mètres, se trouve le village de La Terne divisé en deux parties bien distinctes par une colline à pente rapide de 80 mètres environ d'élévation. La partie basse, appelée La Terne basse se trouve directement placée sur le bord de la Charente et n'a présenté que quelques cas de cholérine et de choléra, tandis que La Terne haute, assise sur le faîte de la colline, a été si maltraitée, que le sixième de sa population a succombé à l'épidémie.

Au moment où le choléra commençait à décroître dans la commune de Luxé et dans les communes de Juillé et de Ligné, où il avait fait une courte et faible apparition, il éclatait à Mansle, à 5 kilomètres à l'est de Luxé, franchissant la commune de Celettes, intermédiaire à ces deux centres de population.

La petite ville de Mansle, chef-lieu de canton, peuplée d'environ 1,200 habitants, est située sur la rive gauche de la Charente dans une vallée dominée au nord et au sud par des collines élevées. Le 2 septembre, plusieurs habitants se trouvèrent pris de diarrhée, avec

complication chez quelques-uns de crampes légères et
de phénomènes adynamiques. En même temps il se
manifesta çà et là quelques cas rares, isolés de cholérine sudorale. Le 4, deux femmes âgées moururent
après avoir éprouvé une diarrhée abondante, quelques
crampes aux membres inférieurs, de la disposition
syncopale, un amaigrissement rapide et prononcé, un
refroidissement de tout le corps avec sueur visqueuse.
Du 4 au 10, il ne survint qu'un seul décès cholérique.
Mais le 10, un violent orage mêlé de grêle et de pluie
vint à éclater sur notre département. Aussitôt apparurent des modifications morbides notables. Tandis qu'à
La Rochefoucauld et dans ses environs le choléra cessa
presque complètement lors de la production de cette
perturbation atmosphérique, à Mansle, au contraire, la
maladie prit une recrudescence considérable. Dans la
nuit même, sept personnes succombèrent aux accidents
cholériques les mieux caractérisés. Le quartier ouest de
la ville, les rues de Verine, des Bouviers, de Saint-
Martin, la partie populeuse du champ de foire furent
les plus vivement frappés. Chaque jour jusqu'au 14,
l'épidémie faisait de six à huit victimes. Mais le 14, on
comptait 160 malades et vingt-huit morts. Le 15 survint une décroissance rapide, car le chiffre des décès
ne s'éleva qu'à cinq; et le 16, le chiffre mortuaire des-
cendit à quatre. Puis la maladie reprit sa marche
ascendante. Pendant quelques jours la mortalité
oscilla entre six et dix décès quotidiens. Un autre
orage, mais moins violent que le premier, éclata sur
Mansle. La maladie perdit alors de son intensité à
l'ouest pour se porter à l'est. Quant au centre et à la
grande rue de la ville, ces parties ne furent envahies

qu'au mois d'octobre, dans la dernière période de l'épidémie.

A Mansle, la diarrhée prodromique se montra variable au début; brune chez quelques-uns, elle était blanche chez d'autres; mais pendant que le choléra sévissait avec violence, elle conserva l'aspect riziforme. A partir du 10 septembre jusqu'à la fin du même mois, les accidents cholériques présentèrent un caractère convulsif des plus marqués. Les malades étaient pris de vomissements considérables, de crampes violentes; l'amaigrissement se montrait à vue d'œil, la soif était excessive, l'agitation prononcée; puis la cyanose se produisait, et la mort arrivait au bout de quelques heures. La réaction fébrile fut très rare. Au contraire, à la fin de l'épidémie, dans le mois d'octobre, la maladie revêtit le caractère adynamique. Les crampes étaient légères, les vomissements peu considérables, la prostration survenait rapidement, la voix se voilait, le pouls devenait filiforme, fuyant, imperceptible, et le malade mourait presque sans cyanose et comme frappé de syncope. Toutes les classes de la société payèrent, dans la seconde comme dans la première phase de l'épidémie, leur tribut à la mort. Une des dernières et des plus regrettables victimes de la maladie fut le notaire Quélen, doué d'une forte constitution et âgé seulement de 43 ans. Pendant que le choléra sévissait dans Mansle avec fureur, il avait montré un courage digne des circonstances. On le voyait incessamment au chevet de la souffrance, prodiguant des consolations, portant des secours alimentaires, aidant de ses mains à soigner les malades. Le choléra avait cessé de sévir depuis quelques jours, et Quélen était

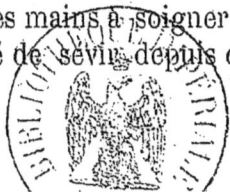

remis de ses fatigues, lorsque, le 19 octobre, il fut pris
dans la journée de diarrhée grisâtre et abondante, sans
crampes, sans coliques, mais avec soif plus prononcée
que d'habitude. Quelques nausées seulement se firent
sentir le soir. Alors il se plaignit de céphalagie frontale
et de vide cérébral considérable. L'accablement fut si
rapide, que dès le lendemain il ne put quitter le lit. La
soif devint très vive, la diarrhée continua à être abondante, la voix s'affaiblit notablement, et il survint quelques nausées dès le matin. Ce ne fut que le soir seulement que les vomissements apparurent. Dès lors ils se
manifestèrent après l'ingestion de chaque cuillerée de
boisson. Il ne ressentit de crampes sur aucune partie
du corps. Je fus appelé près de lui le 21. Au moment
où je le vis, la prostration était extrême, les yeux
étaient enfoncés dans leur orbite et entourés d'un cercle
bleuâtre. L'intelligence restait intacte; mais la voix
était devenue si voilée, que pour recueillir ses paroles,
je fus obligé d'approcher de très près mon oreille de
sa bouche. Il accusait alors un bruissement d'oreille
assourdissant, et la tête lui semblait gonflée comme un
ballon. A la région épigastrique il se plaignait d'une
sensation de poids et de serrement pénible. La peau
était froide et sans sueur, le pouls filiforme, très dépressible. La diarrhée avait cessé depuis le matin, mais
la soif devenait de plus en plus vive. Il était pris d'impatience au moindre bruit, aux paroles trop éclatantes;
il ne pouvait supporter aucune couverture sur la poitrine et cherchait toujours à maintenir ses membres
hors du lit. A dix heures du soir, quelques heures
après ma visite, tout le corps se couvrit d'une sueur
froide et visqueuse, et trois quarts d'heure après il

mourait, sans présenter ni coloration violacée de la peau, ni crampes, ni convulsions. Ce fut l'avant-dernier décès causé par cette épidémie, où le nombre total des morts s'est élevé à cent soixante-douze.

Pendant que le choléra sévissait à Mansle, la commune de Celettes échappait aux atteintes du fléau ; mais à la fin de septembre elle se trouva prise à son tour. Le village d'Eschoisy fut le foyer principal et presque unique de la maladie. Du 22 septembre au 2 octobre, ce village peuplé de quatre-vingt-cinq habitants, tous agriculteurs, perdit le neuvième de sa population. En face de ce village, et séparés par une gorge de vallée étroite, où existe un marais profond, se trouvent de nombreux fours à chaux hydraulique, qui occupent chaque jour un nombre considérable d'ouvriers. Aucun de ces ouvriers ne fut affecté de choléra proprement dit. Quelques-uns seulement éprouvèrent de la diarrhée.

Presque en même temps que le choléra sévissait dans la commune de Celettes, il s'étendait sur celle d'Aussac, située au sud-est, et séparée de la première par la forêt de Boixe. La maladie y débuta le 24 septembre, sous la forme de cholérine sudorale, et des exemples de choléra proprement dit s'y manifestèrent deux jours après. Là, l'épidémie dura trente-cinq jours et y fit quarante-huit victimes, sur une population de huit cent soixante-quinze habitants.

Mais à l'est, l'affection cholérique faisait des ravages plus considérables. — Les cantons de Saint-Claud, de Champagne-Mouton, de Montembœuf se trouvaient exposés aux attaques du fléau. Le premier perdit, à lui seul, trois cent soixante-cinq de ses habitants. Les com-

munes d'Aunac, près Mansle ; de Tourgon, de Saint-
Coutant, de Nieuil, de Suaux, de Saint-Claud, de
Saint-Mary, des Pins, de Chasseneuil, placées dans la
même région, furent visitées par l'épidémie, qui conserva partout la même physionomie morbide.

La commune d'Ambernac, canton de Confolens-
Nord, se trouve sur la limite du terrain jurassique et
du terrain granitique. Tandis que le bourg d'Ambernac,
situé sur le plateau qui sépare le bassin de la Charente
de celui de la Vienne, resta exempt de la maladie, les
villages de Lallemandie et de Clermont placés sur la
rive gauche de la Charente, furent, au contraire, frappés
avec violence. C'est ainsi que le premier de ces villages
perdit dans les premiers jours d'octobre quatorze personnes, c'est-à-dire près du tiers de sa population. Or,
Ambernac et les villages qui l'entourent appartiennent
au terrain granitique, alors que les villages de Clermont et de Lallemandie sont bâtis sur un sol mar-
neux.

La commune de Vitrac, du canton de Montembœuf,
se trouve également sur la limite du terrain primitif et
du terrain sédimentaire. Les habitations placées sur ce
dernier terrain ont seules été frappées par l'épidémie.
D'autre part, le bourg de Vitrac, peuplé de trois cents
habitants, situé dans une vallée profonde où coule un
petit ruisseau, a présenté de nombreux cas de diarrhée,
mais n'a offert qu'un seul cas de choléra véhément,
tandis que les deux villages de Villebœuf et de Lascaud,
placés à l'opposite sur de hautes collines qui dominent
et encaissent le bourg, ont été ravagés par l'épidémie.
Sur les quarante-cinq habitants qui composaient le village de Villebœuf, treize succombèrent au choléra.

Depuis trois mois, l'épidémie avait disparu de la commune de Suaux, canton de Saint-Claud, lorsque, le 5 octobre, la maladie y fit une nouvelle apparition. Le bourg et les villages qui avaient souffert dans la première attaque cholérique furent épargnés dans la seconde. Ce fut le village de la Messandière qui devint le centre de la dévastation morbide. Là, vingt-et-un habitants succombèrent sur les quatre-vingts qui formaient sa population. Tandis que, dans la première épidémie de Suaux, la cholérine sudorale s'était manifestée chez un très grand nombre d'habitants, dans cette deuxième apparition du choléra, cette forme sudorale resta complètement inconnue. Tous les malades qui succombèrent alors aux atteintes du fléau furent frappés de cyanose à un haut degré. Le dernier décès cholérique date du 7 novembre.

La dernière commune de cette région où l'épidémie s'est déclarée, a été celle de Cellefrouin, voisine de Saint-Claud, mais du canton de Mansle. La cholérine intestinale et cutanée précéda de plusieurs jours l'apparition du choléra proprement dit. Presque toutes les parties de la commune furent exposées aux ravages de la maladie, mais principalement le bourg et les villages qui l'entourent. La rive droite de la petite rivière appelée le Son, qui traverse la commune de l'est à l'ouest, avait été entièrement épargnée par l'épidémie de 1854. Dans celle de 1855 elle a été, au contraire, la plus violemment éprouvée; ainsi, le petit village de Lascoux, composé de vingt feux, a eu dix-neuf décès cholériques dans une semaine. Le bourg, qui avait été exempt de l'épidémie précédente, s'est trouvé frappé également avec violence. C'est au mois de novembre,

que dans cette commune le choléra fit un si grand
nombre de victimes. Soixante-douze personnes de tout
âge et de tout sexe succombèrent aux atteintes du fléau.
Le village des Pradelières, situé en aval du bourg sur
le versant nord d'un coteau calcaire de la rive gauche
du Son, a été à peine effleuré par cette épidémie, tandis
qu'en septembre 1854 il perdait dix-neuf de ses habitants affectés de choléra.

A l'ouest de notre département, l'épidémie sévissait
avec non moins de violence. Les trois communes
d'Aigre, de Villejésus, de Fouqueure, voisines les unes
des autres et placées le long de la vallée marécageuse
que traverse la petite rivière appelée Loume, ont été
frappées presque simultanément par le choléra. Dans
toutes ces localités, la maladie a présenté la même
marche, a revêtu les mêmes caractères symptoma-
tiques. Partout la diarrhée a ouvert la scène morbide.
Après quelques jours de durée, le choléra avec crampes, vomissements, sueurs froides, algidité, cyanose,
venait à se produire et conduisait rapidement les malades à la mort. Mais là, la cholérine sudorale ne s'est
montrée que huit à dix jours après l'apparition du choléra proprement dit. Une fois développée, cette cholérine a dominé le tableau morbide, et a été la dernière à disparaître. Mais partout, elle s'est montrée très
bénigne et n'a présenté aucune éruption cutanée.
Tandis que les deux bourgs de Villejésus et de Fouqueure sont situés à une certaine distance du thalweg
de la vallée de Loume, la petite ville d'Aigre, chef-
lieu de canton, peuplée d'environ 1,000 habitants, se
trouve directement bâtie sur les bords de cette rivière.
En toute saison son pavé est humide, boueux. En hiver

et dans les temps de pluie ; là, l'eau y sourd de toutes
parts et y forme de petits ruisselets. Or, cette petite
ville au sol si aquatique n'a eu que onze décès cholériques, tandis que Fouqueure et Villejésus, distants de
ce cours d'eau et placés sur un terrain plus sec, ont été
décimés par l'épidémie. D'autre part, les villages de
Cholet, de Saint-Aubin, du Redour, de la Talonière,
situés sur le revers de la vallée marécageuse de Loume
et échelonnés sur une étendue de quatre kilomètres
entre Villejésus et Fouqueure, ont été épargnés par le
choléra. Quelques habitants seulement ont éprouvé un
dérangement des voies digestives. A Aigre, comme à
Villejésus et à Fouqueure, les malades qui ont succombé à l'épidémie ont présenté une très forte cyanose.
C'est à Aigre que la maladie a fait sa première victime ;
mais le choléra qui apparut alors avait une origine
étrangère. En effet, le 13 septembre, un certain
nombre d'habitants de Mansle, hommes, femmes,
enfants, poursuivis par la terreur du fléau, vinrent se
réfugier à Aigre. Dans la nuit du 14, deux de ces
émigrés furent frappés par le choléra, à peu près à la
même heure. L'un succomba, et l'autre survécut à la
maladie. Aucun autre cas n'y apparut jusqu'au mois
d'octobre, époque où l'action morbide s'y manifesta
d'une manière épidémique. C'est le 18 septembre que
les premiers exemples de choléra se produisirent à
Fouqueure, et le 25 du même mois Villejésus reçut les
premières atteintes du fléau. Ainsi, l'épidémie qui a
frappé ces contrées s'est propagée de l'est à l'ouest, est
venue de Mansle et de Luxé. Quant à la mortalité, en
consultant les relevés officiels, on trouve que le choléra a fait 49 victimes à Villejésus, et 26 à Fouqueure.

A un kilomètre au sud d'Aigre, en face de Villejésus et du village de Cholet, se trouve le village d'Aizet
dépendant de la commune de Marcillac-Lanville. Ce
village est adossé à une colline directement exposée au
nord, au pied de laquelle coule la rivière de Loume
divisée en plusieurs branches. Là, la maladie sévit avec
violence, du 26 septembre au 24 octobre, et y fit 20
victimes sur les 130 habitants qui le composaient; les
premiers cas ont été foudroyants et non précédés de
cholérine cutanée. Cette dernière affection ne s'y est
manifestée que dix jours après l'invasion du choléra
proprement dit. Une fois déclarée, cette cholerine s'est
étendue sur un très grand nombre de personnes et a
revêtu chez la plupart le caractère boutonneux. Une
seule a présenté le caractère pourpré et a échappé à la
mort. Au reste, quoique la cholérine sudorale se soit
produite là sous une forme plus grave que dans la plupart des autres localités, elle n'a fait de victimes que
chez deux malades imprudents, qui, au fort de la
sueur, ont abandonné le lit et la chambre qu'ils occupaient pour s'exposer à un air froid et humide. Au
bout de vingt heures, ils succombaient à tous les symptômes du choléra.

Le reste de la commune de Marcillac-Lanville a été
diversement éprouvé par la maladie. Dans la plupart
des villages, la cholérine sudorale seule s'est développée, et là où le choléra proprement dit a sévi, il a
toujours été précédé de cette forme bénigne de l'épidémie. Ainsi, le village d'Ampassaud, placé sur une
hauteur qui domine le bourg de Lanville, était en proie,
depuis sept jours, à des sueurs intenses quand le choléra
survint et y fit huit victimes. Le bourg est resté exempt

du fléau. La plus grande partie de la commune de Mons, intermédiaire à Aigre et à Lanville, a été frappée de cholérine sudorale. Le village de Villeneuve seul a présenté des exemples de choléra proprement dit, et quatre de ses habitants ont succombé à cette maladie.

Mais l'épidémie, au lieu de s'étendre vers l'ouest, se porta vers le sud et l'est, en se dirigeant principalement sur les localités situées près du fleuve la Charente. Le choléra, dans sa forme véhémente, ne s'y est montré qu'à intervalles éloignés, tandis que la cholérine cutanée a été l'affection dominante. Les communes d'Ambérac, du canton de Saint-Amant-de-Boixe, de Gourville, du canton de Rouillac, ont été celles qui, dans ce rayon, ont eu le plus à souffrir de l'épidémie sudorale. Le bourg de Rouillac a été le dernier à éprouver les atteintes de la maladie. Il n'a présenté que quelques cas de choléra; mais la cholérine cutanée et la cholérine intestinale ont été très répandues.

Au nord, l'épidémie promenait en même temps son souffle empoisonné sur le chef-lieu de l'arrondissement de Ruffec et sur les localités qui l'avoisinent.

Déjà, en 1854, Ruffec avait été visité par le choléra. Pendant les mois de juillet, d'août et de septembre, 65 personnes avaient été mortellement frappées par cette maladie. En 1855, l'épidémie cholérique n'y apparut que le 4 septembre, mais y sévit avec violence pendant tout ce mois. En octobre, le fléau perdit de son intensité et n'atteignit qu'un petit nombre d'habitants. Le total des décès cholériques pour l'année 1855 s'est élevé à 78. Dans l'une et l'autre épidémie, la maladie, au lieu de se disséminer d'une manière uniforme sur toute la ville, s'est cantonnée dans certains quartiers. C'est ainsi qu'en 1854, le faubourg du Pontereau fut le foyer de l'épidémie ; au contraire, en 1855, le quartier de la poste eut le plus à souffrir du choléra. Dans la première, comme dans la seconde apparition du fléau, la diarrhée a précédé de plusieurs jours son invasion. Mais tandis que dans la première épidémie la cholérine sudorale a été nulle ou à peu près nulle, dans la deuxième elle a été générale et s'est produite en même temps que le choléra. De plus, dans cette dernière invasion, la suspension de la sécrétion urinaire s'est manifestée chez presque tous les cholériques, même chez quelques-uns de ceux qui n'étaient affectés que de cholérine intense, tandis que ce symptôme n'a été observé, en 1854, que chez un très petit nombre de malades.

Les communes de Condac, de Saint-Gourson, de Saint-Sulpice, du canton de Ruffec, qui, en 1854, avaient été ravagées par le choléra ont été épargnées en 1855. Elles n'ont présenté que quelques exemples de cholérine sudorale. Mais la commune de Verteuil qui les avoisine a été vivement éprouvée par les deux épidémies ; en 1854, elle a eu 48 décès cholériques ; en 1855, le chiffre mortuaire s'est élevé à 50. Toutefois, la maladie, en sévissant dans la même commune, s'est répartie, dans les deux invasions, sur des lieux différents. Ainsi, en 1854, le bourg était resté presque complètement indemne ; l'épidémie avait frappé spécialement les villages et notamment celui de Cuchet, où, sur 80 habitants, 22 avaient péri par le choléra. Au contraire, en 1855, les villages précédemment frappés sont restés exempts de la maladie, alors que le bourg devenait le centre de l'action épidémique. Au commencement d'octobre, la cholérine intestinale et quelques cas rares et isolés de choléra existaient à Verteuil, quand la Charente, qui traverse le bourg, acquérant une intumescence rapide, inonda les rues avoisinantes ; au retrait des eaux, l'épidémie prit tout à coup un développement nouveau, une intensité extrême ; en quelques heures, les habitants, sans être avertis par une diarrhée prémonitoire, étaient en proie à des crampes, des vomissements, du froid, de la cyanose et passaient de la santé à la mort. Un cultivateur de la localité parti le matin de chez lui bien portant pour aller cultiver son champ, fut trouvé dans la journée gisant sur la terre. Transporté à son domicile, il expira en arrivant, dans un état cyanique des plus prononcés.

Autant l'épidémie qui apparut à Verteuil présenta peu d'exemples de cholérine sudorale, autant cette forme morbide fut répandue dans la commune de Nanteuil, placée à l'est de Ruffec, et distante de cette ville de dix kilomètres environ. Nanteuil, encaissé entre deux collines élevées, avait été complètement épargné par l'épidémie cholérique de 1854, malgré sa proximité de centres infectés. Mais dès la fin d'octobre 1855, la plupart des habitants de la commune se trouvèrent frappés de cholérine sudorale à laquelle s'ajouta bientôt le choléra proprement dit. Et le 25 novembre, époque où la maladie cessa ses ravages, 42 malades avaient succombé à l'épidémie.

Pendant que le choléra sévissait à l'est de Ruffec, il se montrait à l'ouest, dans le canton de Villefagnan, mais avec beaucoup moins d'intensité. Les communes de Brettes et de Souvigné ont été celles qui ont eu le plus à souffrir de la maladie. Là, le choléra a été partout précédé et accompagné de cholérine sudorale. Dans la première de ces communes l'épidémie a fait 13 victimes, et dans la seconde 5 seulement.

Le fleuve la Charente, qui prend sa source sur un des plateaux du Limousin, coule d'abord du sud au nord. Parvenu à la limite septentrionale du département de la Charente, il pénètre dans le département de la Vienne, où il décrit un arc de cercle, puis traverse de nouveau le département de la Charente dans un sens opposé. La petite ville de Charroux, du département de la Vienne, mais sur les confins du département de la Charente, se trouve placée près de la courbe que le fleuve décrit dans son parcours septentrional. Or, pendant que le choléra sévissait à Ruffec et dans ses environs, cette petite ville était en proie au même fléau. Là, la cholérine sudorale a été très rare et le choléra cyanique fréquent. Charroux a été la limite septentrionale de l'épidémie cholérique de la Charente.

L'arrondissement de Cognac, placé à la partie occidentale de notre département, et traversé de l'est à l'ouest par le fleuve la Charente, a eu à souffrir également de l'épidémie dans quelques-unes de ses parties. La rive gauche du fleuve, depuis Nersac jusqu'à Cognac, a été épargnée par le choléra, tandis que la rive droite a été frappée dans quelques-uns de ses points. Au mois de septembre, le chef-lieu de la commune de Vibrac, placé sur cette rive, éprouva les ravages de l'épidémie. La diarrhée précéda de plusieurs jours le choléra, dont l'invasion coïncida avec celle de la cholérine sudorale. Vingt-deux personnes succombèrent aux atteintes du fléau. De Vibrac, la maladie, franchissant sans l'atteindre le gros bourg de Bassac, se porta sur Jarnac, situé sur la même rive du fleuve.

Jarnac est une petite ville de 2,800 habitants placée sur le versant méridional d'un coteau qui domine la Charente. Contrairement à ce qui a été observé dans les autres parties de notre département, l'épidémie dont cette ville a été alors le théâtre, n'a présenté qu'un petit nombre de diarrhées prémonitoires et de cholérines cutanées. Toutefois le choléra ne s'est déclaré d'emblée que dans sa forme la plus grave, lorsqu'il foudroyait les malades en six, huit heures. Les crampes, la cyanose, la diarrhée, pendant la durée des accidents morbides, se sont présentées d'une manière constante. Quelques malades seulement ont été exempts de vomissements. Le premier décès cholérique date du 1er octobre, et le dernier du 27 du même mois. Dans cette deuxième apparition du choléra, le nombre des victimes, s'est élevé à vingt-cinq.

En même temps que l'action cholérique se faisait sentir à Jarnac, elle s'étendait sur Cognac, situé en aval de cette ville. Mais à Cognac la maladie revêtit des formes relativement bénignes. Autant la cholérine intestinale et sudorale était peu répandue à Jarnac, autant elle se montra fréquente, générale dans la seconde de ces villes. Ces accidents morbides s'y présentèrent, du reste, sous un aspect si peu alarmant, que quelques précautions hygiéniques suffirent pour les maîtriser. Quant au choléra proprement dit, il fut constamment précédé de diarrhée, présenta dans son évolution une durée de plusieurs jours et ne détermina que douze décès. Parmi les villages qui avoisinent Cognac, deux seulement furent frappés par l'épidémie cholérique : l'un situé à l'est et l'autre à l'ouest, et tous deux à trois kilomètres environ de la ville, le premier se trouve placé sur une élévation de terrain et le second est bâti sur le bord d'un petit cours d'eau qui se jette dans la Charente; mais l'une et l'autre de ces localités ne présentèrent qu'un petit nombre de cas de choléra. C'est là qu'a expiré l'épidémie dans sa migration occidentale.

L'arrondissement d'Angoulême a partagé, avec celui de Ruffec, le triste privilége d'avoir fourni à l'épidémie cholérique son principal aliment. J'ai décrit précédemment les ravages causés par la maladie dans Angoulême, à Nersac, à Ruelle, à Magnac, dans le canton de La Rochefoucauld, etc., jusqu'à la fin du mois d'août. Mais les mois qui suivirent se montrèrent encore plus meurtriers.

Les gros bourgs de Vars et de Saint-Amant-de-Boixe, situés au nord-ouest d'Angoulême furent cruellement éprouvés par l'épidémie.

Vars, bâti dans une large vallée qui borde la Charente, présenta, dès le commencement du mois d'août, des cas nombreux de diarrhée et quelques exemples de cholérine sudorale. Vers le milieu du même mois, le choléra proprement dit éclata chez des valétudinaires et chez des personnes affaiblies par la diarrhée et la misère; mais la fin du mois d'août et le commencement de septembre furent l'époque où la maladie sévit avec le plus de violence. C'est alors que huit cholériques succombèrent en quelques heures et comme foudroyés, sans avoir éprouvé de diarrhée prodromique. Toutefois, à la fin comme au début de l'épidémie, les personnes qui furent affectées de choléra présentèrent, quelques heures ou quelques jours à l'avance, des évacuations alvines liquides de couleur variable, mais ordinairement d'un blanc légèrement grisâtre. Chez tous les malades vivement frappés on constata des vomissements, une soif excessive, de la cyanose. Les crampes et la suppression des urines ne manquèrent que chez un petit nombre de sujets. La forme à réaction typhoïde qui fut si fréquente dans la dernière période de l'épidémie d'Angoulême, apparut à peine dans celle de Vars. Mais là se présenta une circonstance pathologique rare : quelques cholériques dont la convalescence débutait, tombèrent rapidement dans une profonde adynamie et présentèrent à la surface du pharynx et du voile du palais de fausses membranes épaisses, d'un aspect grisâtre. Sur deux de ces malades l'application de vésicatoires sur les cuisses détermina des escarres gangréneux. Tous moururent en quelques jours. Le bourg, peuplé d'environ 450 habitants, en perdit 53 du choléra. Le dernier décès causé par cette maladie date du 25 octobre. Quant aux villages circonvoisins, presque tous les habitants éprouvèrent la cholérine sudorale, qui, partout, se montra bénigne. Quelques-uns seulement furent affectés de choléra proprement dit, auquel trois personnes succombèrent.

Pendant que l'épidémie perdait de son intensité à Vars, elle débutait à Saint-Amant-de-Boixe, et épargnait la commune de Montignac, intermédiaire à ces deux centres de population. Cependant, les trois bourgs de Vars, de Montignac, de Saint-Amant-de-Boixe, distants les uns des autres à peu près de trois kilomètres, appartiennent à la même vallée de la Charente et se trouvent à la même longitude, le premier plus au sud que les deux autres. Tandis que Saint-Amant-de-Boixe est dis-

tant du fleuve de 1,500 mètres environ, Vars et Montignac bordent directement les rives de la Charente.

Bâti en amphithéâtre sur le revers oriental d'un
coteau au pied duquel coule le petit ruisseau appelé
Javar, le bourg de Saint-Amant-de-Boixe, peuplé de
800 habitants, éprouva les premières atteintes de l'épidémie au milieu du mois de septembre. La partie basse
du bourg occupée par les habitants les plus pauvres a
été la première affectée. La diarrhée, la cholérine sudorale furent les deux formes morbides qui apparurent
au début. Quant au choléra proprement dit, il sévit
avec violence à la fin de septembre et dans le mois
d'octobre surtout Il n'épargnait alors aucune partie de
la population : riches et pauvres succombaient à ses
coups. Toutefois, le nombre des cas foudroyants fut
très peu considérable, et aucun des malades ne présenta à la surface des cavités digestives l'aspect pseudo-
membraneux observé à Vars. Le dernier décès cholérique de cette contrée date du 28 octobre. Le bourg et le
village de La Fichère, situé à un kilomètre et demi à
l'ouest de Saint-Amant-de-Boixe, et comme lui adossé
à un coteau exposé au levant, furent les seules localités
de la commune où la maladie exerça des ravages.
Le gros village de Nitra, peuplé de 300 habitants,
placé à 1,800 mètres en face de Saint-Amant, sur le
penchant d'un coteau qui regarde l'occident, a été
entièrement épargné par le choléra. L'épidémie fit
soixante-et-une victimes dans Saint-Amant, et onze
dans le village de La Fichère.

Quoique placé entre deux foyers épidémiques, Vars
et Saint-Amant-de-Boixe, Montignac, comme je l'ai
dit précédemment, était resté exempt de choléra. A

peine la localité avait-elle éprouvé quelques atteintes
de cholérine sudorale, lorsque le choléra vint frapper
mortellement un des médecins les plus dignes de la
contrée, M. le docteur André Dumaine. Malgré ses
soixante-quatre ans, il portait dans l'exercice de ses
fonctions une ardeur toute juvénile. Pendant l'épidémie de Saint-Amant-de-Boixe surtout, il ne connut ni
trève ni repos. Après avoir passé le jour auprès des
malades il revenait chaque soir à son domicile de Montignac. Le 30 octobre il fut pris dans la journée de
diarrhée grisâtre, mais il continua à monter à cheval
et à visiter les cholériques. Le lendemain et le surlendemain, les évacuations alvines liquides persistèrent
et augmentèrent de fréquence. Au lieu de prendre
le repos qu'il commandait aux autres, il brava le mal
et s'imposa les mêmes fatigues que les jours où il jouis-
sait de la plénitude de sa santé. Mais le 2 novembre
ses forces physiques trahirent son courage ; il se vit
obligé de garder le lit. Dès ce jour il se sentit en proie
à une vive anxiété précordiale, à des pesanteurs de
tête, à des bourdonnements d'oreille, à une impatience
générale, à une soif excessive, et à des crampes légères et éloignées vers les mollets. Les selles devinrent
plus abondantes qu'auparavant et prirent l'aspect riziforme. Les confrères du voisinage, avertis de sa maladie, accoururent auprès de lui ; mais, convaincu de
l'impuissance des traitements mis en usage, il refusa
toute médication. Toutefois son état allait s'aggravant.
Les crampes cessèrent dès le lendemain, mais la prostration fut considérable : la peau devint froide, le
pouls filiforme, la voix très affaiblie, l'amaigrissement
rapide ; alors les urines se supprimèrent. Il ne mani-

festait d'autre douleur qu'une sensation de gêne et de serrement à la base de la poitrine et près de la région épigastrique. Cette sensation douloureuse rendait sa respiration très difficile et l'obligeait à garder dans le lit la position presque assise. Son impatience croissait chaque jour. Il ne pouvait supporter aucun bruit, ni le contact d'aucune couverture sur sa poitrine et ses bras. Pour jouir d'un peu de calme et de repos il faisait effort pour dormir ; recherche inutile ! le sommeil fuyait toujours ses paupières. Pour la première fois, il éprouva, le 5, dans la soirée, des nausées et quelques vomissements qui ne furent que passagers et s'arrêtèrent d'eux-mêmes. Dans la nuit du 5 au 6, la diarrhée qui avait été considérable cessa également. Je ne pus le voir que le 6, vers trois heures du soir. Alors l'affaiblissement était extrême, la figure pâle et amaigrie ; les yeux enfoncés avaient pris un aspect vitré ; la peau, devenue glacée, était poisseuse au toucher ; le pouls fuyait sous le doigt qui le pressait ; la voix était tellement affaiblie qu'à peine je pus recueillir quelques sons de sa bouche ; mais l'intelligence était conservée : il me reconnut et put me tendre la main ; il me montra que sa douleur siégeait à la base de la poitrine, près de l'épigastre, et qu'il était tourmenté par des bruissements d'oreille. Trois heures après, il expirait lentement, sans râle, sans cyanose. Cette mort, si regrettée, a été la clôture des décès cholériques de toute cette contrée.

En même temps que l'épidémie se produisait avec violence à Saint-Amant-de-Boixe, elle éclatait dans une direction opposée, à Montbron, situé à l'extrémité orientale de l'arrondissement d'Angoulême. Placée dans la vallée de la Tardouère, mais sur une éminence que

dominent au nord et au sud les chaînons de collines
qui limitent le bassin de cette rivière, la petite ville de.
Montbron, peuplée de 1,200 habitants, commença par
éprouver quelques cholérines légères, quand le choléra
diminuait à La Rochefoucauld. Ces deux petites villes,
distantes entre elles de douze kilomètres, sont situées
dans la même vallée, près du même cours d'eau. La
commune de Saint-Sornin, placée sur la rive droite de
la Tardouère, intermédiaire à Montbron et à La Rochefoucauld, n'a été affectée que de quelques cholérines
sudorales. Au contraire, les petites communes de Rancogne, de Vilhonneur et de Vouton, situées sur la rive
opposée, ont présenté, en septembre et octobre, outre
de nombreuses cholérines, des exemples de choléra
mortel. Mais c'est Montbron, qui, dans cette partie de
notre département, a été le foyer principal de l'épidémie. Le 12 septembre, les phénomènes cholériques
y débutèrent d'une manière violente, et le lendemain
on comptait trois décès causés par cette maladie; puis
quatre jours s'écoulèrent sans qu'il survînt de nouveaux
exemples de choléra; le 18 seulement, on constata un
décès cholérique. Toutefois la cholérine, intestinale
surtout, continuait à régner, et, d'espace en espace,
il apparaissait quelques cas de choléra intense, ordinairement mortel; mais au commencement d'octobre,
l'épidémie redoubla de violence; la presqu'universalité des habitants fut affectée de diarrhée, et un grand
nombre de choléra proprement dit. Les 10 et 11 octobre
furent les jours les plus meurtriers: dans l'espace de
quarante-huit heures, trente personnes succombèrent
au fléau. L'épidémie se termina dans cette petite ville
le 24 octobre, après avoir fait 145 victimes. Le plateau

et le faubourg appelé Basse-Ville, situé à l'ouest et dont
la partie inférieure confine directement à la Tardouère,
ont été les plus vivement frappés par la maladie. La
partie nord-est de la ville, constituée par des maisons
basses, obscures, habitées par une population pauvre,
n'a présenté qu'un petit nombre de cas de choléra.
Dans l'épidémie de Montbron, comme dans celle de
Mansle, la cholérine sudorale a été rare, tandis que la
cholérine intestinale a été fréquente, générale; de
même qu'à Ruffec, la suppression de la sécrétion urinaire s'est produite presque constamment dans les cas
de choléra proprement dit; ici, comme dans l'épidémie
de Jarnac, la diarrhée prodromique a souvent manqué
au moment où la maladie sévissait avec le plus d'intensité; alors les malades étaient pris tout à coup de
crampes, d'angoisse épigastrique, de vomissements,
de diarrhée blanche, de soif inextinguible, d'impatience, de refroidissement, de cyanose, et succombaient
en quelques heures. La réaction fébrile ne s'est produite qu'exceptionnellement chez les personnes qui
échappaient à la violence de l'attaque cholérique.

La partie rurale de la commune de Montbron, qui
comprend 2,000 habitants, n'a présenté qu'un petit
nombre de cas de choléra. Le village du Panisson,
situé à l'est de Montbron, a été la première localité
atteinte par l'épidémie, à laquelle quatre personnes
succombèrent. En dernier lieu, et au mois de novembre
seulement, les villages de Neuville et de Chez-Joubert
furent frappés de choléra presque foudroyant, alors
que, depuis dix-huit jours, aucun cas nouveau ne s'é-
tait produit dans cette zone du département. Or, les
habitants de ces villages, adonnés aux travaux agri-

coles de la saison, n'avaient eu aucune communication avec les rares localités où l'épidémie apparaissait encore.

Pendant que le choléra étendait ses ravages au nord, à l'ouest et à l'est du département de la Charente, la commune d'Angoulême était cruellement éprouvée par la maladie.

La ville d'Angoulême est assise sur un plateau élevé, constitué géologiquement par le banc de roche calcaire à radiolites et à hippurites, dont la direction est de l'est à l'ouest. Au nord et au pied de ce coteau, coule le fleuve la Charente ; là, sont situés les deux faubourgs de L'Houmeau et de Saint-Cybard : le premier, peuplé de six mille habitants, se trouve à l'est de la vallée arrosée par la Charente ; le second, moins considérable, est placé à l'ouest du premier. La partie méridionale du plateau est limitée par une vallée profonde et encaissée, à sous-sol tourbeux, où coule le petit ruiseau appelé Anguienne. C'est le long de cette vallée que s'étend le faubourg Saint-Martin. A l'est de la ville, se trouve le faubourg La Bussatte, dont le sol sec et pierreux est dépourvu de tout cours d'eau et domine la ville à sa partie supérieure. Au sud-ouest du plateau, s'étend en longue traînée le faubourg Saint-Ausone : sa partie moyenne est basse et traversée par l'Anguienne lorsque ce ruisseau se recourbe pour se jeter dans la Charente ; les deux extrémités de ce faubourg se relèvent, au contraire, fortement : l'une est fixée au flanc méridional du plateau sur lequel repose la ville, l'autre s'étend sur les hauteurs de Basseau et atteint le niveau d'Angoulême. Or, dans les deux épidémies cholériques de 1855, le faubourg L'Houmeau, le plus important de tous, n'a eu qu'un petit nombre de cas de choléra. Le plateau, qui constitue la ville proprement dite, n'a présenté également, eu égard à sa population, qu'un nombre assez restreint de décès cholériques. Ce sont les deux faubourgs extrêmes, La Bussatte et Saint-Ausone, qui ont payé à l'épidémie le plus large tribut. Tandis que, dans la première phase de l'épidémie, la maladie avait frappé la partie de ces faubourgs qui se trouve la plus rapprochée de la ville ; au contraire, dans la seconde apparition de la maladie, ce sont les habitations éloignées du plateau où le fléau a sévi avec le plus d'intensité ; et cependant ces maisons sont les mieux aérées, reposent sur un sol très sec et avoisinent des jardins étendus. Pendant les mois de juillet et d'août, l'épidémie avait revêtu la forme la plus bénigne : la cholérine sudorale compliquée souvent d'état saburrhal était la forme morbide alors la plus répandue ; les faubourgs L'Houmeau et Saint-Martin se trouvaient être les principaux centres de développement de cette affection. Ce n'est que par intervalles éloignés, que des exemples de choléra proprement dit venaient à se produire ; mais en septembre et en octobre, la maladie prit une allure plus vive, un caractère plus meurtrier. Autant alors la cholérine sudorale devint rare, autant le choléra véhément se montra avec fréquence ; et c'est en octobre surtout qu'on vit des malades sortant des crises convulsives tomber rapidement dans la réaction typhoïde dont je parlerai plus loin. Le faubourg La Bussatte fut le principal théâtre de l'épidémie en septembre et au commencement d'octobre, et les faubourgs Saint-Ausone et Saint-Cybard ne furent décimés par le choléra que dans le cours du mois d'octobre. Le 16 novembre a été

le terme de l'épidémie. Le total des décès causés par
le choléra de 1855, relevé sur les registres de l'état
civil de la commune d'Angoulême, est évalué à 385,
chiffre qui me paraît plutôt inférieur que supérieur à
la réalité; car l'année que nous venons de traverser n'a
été marquée par aucune épidémie autre que celle du
choléra, et le nombre des décès par toutes maladies
s'est élevé à 1,063. Or, ce chiffre dépasse de près de
moitié la mortalité moyenne de la commune d'Angoulême, calculée depuis dix ans.

Dans le cours de l'année 1855, l'hôpital d'Angoulême
a reçu dans ses salles 181 personnes des deux sexes, affec
tées de choléra, dont 86 ont succombé à la maladie. Six
cas de choléra seulement ont pris naissance dans cet
asile hospitalier; tous les autres sont venus du dehors.
Malgré sa proximité de l'hôpital dont il n'est séparé que
par une rue non habitée, le lycée, peuplé de 260 élèves
internes, est resté complètement exempt de l'épidémie;
de même, la caserne située entre la ville et le faubourg
La Bussatte, entourée au nord et à l'est par des maisons
où la maladie a sévi avec violence, n'a présenté aucun
exemple de choléra proprement dit. Cinq militaires du
4e bataillon du 66e de ligne, alors en garnison à Angoulême, ont éprouvé seulement de la cholérine sudorale.
Quant à la prison placée, près du rempart qui entoure
la ville et isolée de toute maison au nord, à l'est et à
l'ouest, deux de ses habitants ont été frappés par l'épidémie cholérique : un seul a succombé.

Les communes de Soyaux, de Saint-Michel, de Fléac,
de Saint-Yrieix, qui sont les plus rapprochées d'Angoulême, présentaient en même temps de nombreux
exemples de cholérine sudorale et quelques cas isolés

de choléra proprement dit. De même, les habitants des villages de la commune de Puymoyen, qui sont placés sur les hauteurs de Crage, au sud-est de la ville, ont presque tous été frappés par l'épidémie, soit sous la forme mitigée de cholérine, soit sous la forme violente de choléra. Et cependant, ces maisons sont situées sur un terrain dont l'altitude est supérieure à celle du plateau d'Angoulême. Aucun filet d'eau ne traverse ces terres pierreuses, presque complètement dépourvues de végétation arborescente, et facilement balayées par les courants atmosphériques, de quelque côté qu'ils viennent.

Mais parmi les communes qui avoisinent Angoulême, La Couronne a été celle où l'affection cholérique s'est montrée la plus meurtrière. Quarante-six personnes ont succombé à cette épidémie. Tandis que le chef-lieu de la commune, peuplé de près de 400 habitants, bâti sur un terrain plat, n'a présenté que trois décès cholériques, le village de Chez-Galland placé à un kilomètre de distance, et sur une éminence d'où l'on domine le bourg, a perdu le tiers de sa population. Les deux villages de Chez-Gaudin et de Lacourade situés au pied de la colline, où s'élève le village de Chez-Galland, et distants de celui-ci, le premier de 200 mètres, et le second de 400 mètres, n'ont éprouvé que quelques cholérines. C'est le 10 octobre que le choléra, précédé de diarrhée, se manifesta dans le village de Chez-Galland. Un homme robuste, âgé de quarante-huit ans, fut la première victime de l'épidémie. Pas une seule maison n'échappa à la maladie. Hommes, femmes, enfants furent frappés, mais à des degrés divers : Ceux qui n'éprouvèrent pas le choléra avec

crampes, vomissements, algidité et cyanose présentèrent les symptômes de la cholérine. Le 20 octobre,
dix jours après l'invasion de la maladie, dix-neuf habitants de ce village avaient été immolés par le fléau.
En face de cette localité dépeuplée par l'épidémie, se
trouve le village de Chez-Penaud, que l'action cholérique a complètement épargné; et cependant ces deux
villages ne sont séparés que par une vallée, traversée par
le chemin de fer et par un rideau de peupliers qui s'é-
tend de l'est à l'ouest.

Depuis le mois de juin, Nersac et les villages qui
l'entourent n'avaient offert aucuns symptômes de choléra, lorsqu'en octobre ces localités furent visitées de
nouveau par le fléau morbide. Mais cette dernière épidémie ne fut que le prolongement de celle de La Couronne. Suivant en effet la direction du ruisseau appelé
la Boëme, la maladie s'étendit successivement sur les
usines à papier et les villages placés près de ce cours
d'eau. Le village de Lafont placé sur les limites des
communes de La Couronne et de Nersac, mais appartenant à la première de ces circonscriptions, présenta
six cas de choléra, dont trois furent mortels. Bientôt
après, le village de Pombreton, qui l'avoisine, dépendant de la commune de Nersac, se trouva à son tour
grièvement frappé. Huit de ses habitants succombèrent
en quelques jours. Ce village fut avec celui du Peux
les seuls de la commune où l'on eût à constater des
décès cholériques. Le bourg de Nersac, qui avait été
le centre de la première épidémie, se trouva exempt
de choléra lors de cette seconde invasion morbide. La
cholérine sudorale, qu'on n'avait point observée dans le
cours de l'épidémie du mois de juin, se manifesta chez

un grand nombre d'habitants de la commune, tout en conservant son caractère ordinaire de bénignité.

La commune de Roullet, voisine de celle de Nersac, éprouva, en même temps que cette dernière, l'influence épidémique. La plupart de ses habitants furent atteints de cholérine sudorale. Les seuls villages de Chez-Besson et de Fructifort, situés sur les confins de la commune de Nersac, présentèrent quelques exemples de choléra proprement dit.

Au mois de novembre, l'épidémie cessa peu à peu. Elle s'éteignit lentement, tout en frappant çà et là des coups rapides et meurtriers. Au lieu de se concentrer, lors de sa disparition, sur un seul point du département, elle se dispersa, au contraire, sur des lieux divergents, éloignés les uns des autres, en semant partout la mort sur son passage. C'est à cette époque de l'année que le canton de Lavalette, placé sur la lisière du département de la Dordogne, resté jusqu'alors exempt du fléau, fut atteint par cette maladie dans quelques-uns de ses points. Les communes d'Edon et de Rougnac, qui appartiennent à cette région, eurent alors douze décès cholériques. A l'ouest, la commune de Brettes, du canton de Villefagnan, placée près du département des Deux-Sèvres, perdit, le 7 novembre, deux de ses habitants, dont la mort fut causée par l'épidémie régnante. Au nord, la commune de Nanteuil, située à quelques kilomètres du département de la Vienne, ne fut entièrement débarrassée du choléra qui la décimait, que le 25 novembre. J'ai montré précédemment que les deux villages de Neuville et de Chez-Joubert, de la commune de Montbron, distants de neuf kilomètres du département de la Haute-Vienne, furent cruellement éprouvés à la fin du même mois. Leur dernier décès cholérique date du 22 novembre. Au centre, la commune de Cellefrouin, placée entre Mansle et Saint-Claud, se trouvait, à pareille époque, frappée avec violence par la même épidémie.

En décembre 1855, le choléra avait entièrement disparu de toutes les parties du département de la Charente, laissant sur son passage environ deux mille six cents morts.

Cette épidémie appartient *en propre* au département de la Charente. Aux moments de son invasion, aucun des départements limitrophes n'était affecté de choléra; et lorsque la maladie a expiré sur le sol de la Charente, elle ne s'est manifestée sur aucune des parties des départements qui avoisinent le nôtre. La seule apparition qu'elle ait faite hors de ses limites, est sa courte et rapide échappée sur la petite ville de Charroux, du département de la Vienne; mais cette ville est assise sur les confins de la Charente et appartient au bassin de ce fleuve.

SYMPTOMATOLOGIE.

Lorsqu'on examine de près les troubles pathologiques que le choléra fait naître, on trouve que les symptômes les plus constants tiennent aux modifications de sécrétions de la peau et des muqueuses digestives. En effet, lorsque l'influence cholérique se fait sentir dans une contrée, la première perturbation qui apparaît est celle de l'intestin : la diarrhée se montre tout d'abord et persiste ordinairement pendant le cours de la maladie. D'autre part, lorsque la cyanose et d'algidité arrivent, que les vomissements et la diarrhée viennent à diminuer ou à cesser, on voit constamment alors la peau se couvrir d'une sueur froide et visqueuse. Cette apparition sudorale dans la période ultime de la maladie est si générale, que les personnes chargées d'envelopper les cadavres dans le suaire, reconnaissent au seul palper de la peau et des draps de lit si le choléra a été la cause du décès.

Aussi, voit-on la perturbation morbide éclater sous la forme diarrhéique ou sudorale lorsque l'influence cholérique est peu intense, ou lorsque le génie épidémique trouve de la part des individus une résistance suffisante.

De même que, dans le choléra véhément, on voit d'ordinaire la sécrétion morbide cutanée et le flux diarrhéique occuper les deux pôles opposés de la maladie; de même, dans le choléra mitigé ou cholérine, l'observation montre un antagonisme marqué entre la cholérine intestinale et la cholérine cutanée. Quand l'une règne et se développe d'une manière générale et intense, l'autre est nulle ou peu prononcée. Si parfois ces deux formes viennent à se déclarer chez le même sujet, celle qui se manifeste avec le plus de force fait aussitôt cesser l'appareil symptomatique de l'autre. Ainsi, lorsque la diarrhée se développe la première, si la cholérine sudorale se montre consécutivement et avec intensité, la cholérine intestinale disparaît rapidement. Par contre, si, pendant que la peau est en suractivité sécrétoire, le malade se découvre, éprouve une sensation de froid, alors la sueur se tarit et la cholérine intestinale apparaît et se change parfois en choléra mortel. Je connais plusieurs exemples de cette transformation funeste.

Je n'en citerai qu'un seul. Au mois de novembre dernier, pendant que le choléra sévissait avec force à Nanteuil, près Ruffec, le curé de la commune, âgé de 40 ans environ, d'une nature vive et impressionnable, fut atteint de cholérine sudorale très prononcée. Depuis vingt-quatre heures, il avait imbibé de sa sueur un très grand nombre de chemises et les différentes parties de sa couche, lorsque, emporté par le zèle de son ministère, il quitta tout à coup le lit pour aller visiter des malades. Aussitôt la transpiration s'arrêta. Quelques heures après, il se trouva pris de soif très vive et de diarrhée considérable; bientôt les crampes, les vomissements, le froid, la cyanose, l'amaigrissement rapide apparurent et acquirent une très grande intensité; le lendemain il succombait aux symptômes cholériques les plus tranchés. Au contraire, si la forme sudorale vient à se développer chez un sujet affecté de diarrhée, de crampes, de refroidissement, la guérison du malade devient assurée. La perturbation morbide, se concentrant sur la peau, allège d'autant les organes splanchniques qui étaient auparavant le théâtre de graves modifications pathologiques. Ces deux formes de la cholérine se sont montrées les satellites du choléra : elles ont apparu et ont cessé de se produire avec l'épidémie cholérique.

La *cholérine intestinale* est la seule forme qui se soit manifestée dans le département de la Charente pendant la courte épidémie de 1854 et pendant la première période de celle de 1855. Les malades qui en étaient affectés éprouvaient de l'anorexie, de l'oppression épigastrique, des coliques sourdes ordinairement peu notables, des borborygmes, une diarrhée abondante

avec expulsion rapide et sans efforts de matières liquides
de couleur et de consistance variables. Ainsi, pendant
les mois de janvier et de février 1855, la diarrhée était
brune, presque sanguinolente ; elle avait le caractère
des selles que le choléra proprement dit présentait alors.
Mais, dans le reste de l'épidémie, la diarrhée commençait d'ordinaire par être bilieuse ou grisâtre, puis
devenait blanche et pouvait être comparée à l'eau de
vaisselle ou à une décoction de riz, sans odeur ou ré-
pandant une odeur fade, quelquefois marécageuse. Ce
flux intestinal s'échappait de l'anus par jets abondants
et sans être ordinairement accompagné de sensations
douloureuses. En même temps, les malades éprouvaient
parfois des nausées et des vomissements poracés. Dans
les cas plus graves, les liquides rendus par la bouche
présentaient une teinte blanchâtre semblable à celle des
matières diarrhéiques. Les personnes en proie à la maladie manifestaient souvent une disposition au refroidissement, une sensation de gêne et de constriction à la
région épigastrique. Le ventre, au lieu de se ballonner,
comme dans quelques cas de diarrhée ordinaire, avait
de la tendance à la dépression. La soif devenait un peu
plus prononcée que d'habitude ; parfois des crampes
apparaissaient sur différentes parties du corps. Lorsque les phénomènes s'arrêtaient à cette limite, la maladie conservait de sa bénignité et avait une solution
heureuse. Mais la cholérine n'étant que le diminutif du
choléra, le premier degré de cette redoutable maladie,
il arrivait fréquemment qu'au moindre excès, à la
moindre imprudence, la cholérine bénigne se transfor-
mait en choléra mortel.

La *cholérine sudorale* ou *cutanée*, beaucoup moins

connue que la précédente, mérité une description plus détaillée.

Cette forme de cholérine, que le public et les médecins de notre département ont improprement appelée suette, ne s'est déclarée qu'au mois de juin 1855, dans le cours de l'épidémie de Ruelle. Une fois qu'elle a eu pris naissance, elle a accompagné le choléra dans ses diverses pérégrinations et n'a cessé qu'avec lui. Dans la plupart des localités, elle l'a précédé de plusieurs jours; mais dans quelques contrées, comme à Ruelle, à Fouqueure, à Villejésus, à Aizet, la cholérine sudorale ne s'est montrée que dix à douze jours après l'apparition du choléra proprement dit.

L'invasion de la cholérine sudorale a été ordinairement brusque. Au milieu de la santé la plus parfaite, et ordinairement pendant la nuit, les personnes étaient tout à coup prises de lassitude, de débilité profonde, de disposition à la syncope; la figure devenait pâle et anxieuse, le pouls petit et concentré. Elles éprouvaient de l'angoisse épigastrique et parfois en même temps un battement précordial. Souvent apparaissaient des nausées, rarement suivies de vomissements. Concuremment à ces symptômes, les malades accusaient une sensation de froid local avec engourdissement, soit entre les épaules, soit aux pieds, soit aux mains, soit à l'un des hypochondres. Ils comparaient cette sensation à l'application d'une plaque de glace sur la peau. Quelquefois le froid, au lieu d'être local, limité, devenait général: le corps était pris de tremblement avec claquement des dents, et la peau revêtait le caractère de chair de poule. On avait beau placer d'épaisses couvertures sur le malade, on ne pouvait alors parvenir à le

réchauffer. Puis, au bout d'un temps qui variait de
quelques minutes à une heure, à une heure et demie,
deux, trois heures, temps plein d'angoisse où le malade
croyait sentir sa fin prochaine, le patient éprouvait des
bouffées de chaleur à la tête ; la figure pâle et accablée
se colorait et prenait de la vivacité, le pouls se relevait
rapidement et tout le corps devenait chaud. Une sueur
abondante, qui durait quelques heures et parfois plusieurs jours, baignait alors toute la peau. Avec l'apparition de la chaleur et de la sueur, les troubles nerveux
locaux cessaient presqu'aussitôt, ou étaient allégés au
point de ne plus déterminer de phénomènes graves et
douloureux.

Mais quelquefois les prodromes présentaient une
bien plus longue durée ; je les ai vus se prolonger pendant huit et même dix jours consécutifs. Les malades
éprouvaient alors une lassitude générale, la soif devenait plus prononcée que d'ordinaire, ils ressentaient à
plusieurs reprises, dans le jour ou la nuit, des bouffées
de chaleur à la figure, et souvent leur sommeil était
troublé par des cauchemars et des rêvasseries pénibles.
En même temps, différentes parties du corps, telles que
la tête, les extrémités des membres, la région épigastrique, devenaient le siége de douleurs qui se manifestaient tantôt sous la forme de fourmillements, tantôt
sous la forme d'engourdissement ou de striction. Quelquefois aussi ils ressentaient, sur toute ou une partie de
la peau, des picottements plus souvent superficiels que
profonds. Après quelques jours de durée, à ces symptômes venait tout à coup s'ajouter une sensation de défaillance, suivie elle-même d'une sueur abondante et pro-
longée qui venait dissiper ces perturbations nerveuses.

Presque toujours, en effet, la production abondante de la sueur amenait la cessation des douleurs locales qui s'étaient montrées dans la période prodromique, à une époque antérieure à l'affection cholérique. Que ces perturbations locales se manifestassent sous la forme de spasmes, de douleurs lancinantes, contusives ou autres, la diaphorèse qui survenait les modifiait notablement, lorsqu'elle n'entraînait pas leur disparition complète. De même, quand la diarrhée venait exceptionnellement accompagner les phénomènes prodromiques que je viens de décrire, le flux intestinal se supprimait de lui-même ou diminuait sensiblement quand la sueur était devenue abondante. Souvent aussi, la sécrétion urinaire se tarissait pendant douze heures consécutives lorsque la peau était prise d'une très forte transpiration.

Pendant la période de sueur, le pouls devenait fort, développé, la peau chaude, la figure rouge et animée, la soif généralement prononcée.

La transpiration durait sans interruption, pendant quelques heures seulement, mais le plus souvent une journée et une nuit et parfois une semaine entière. J'ai même vu un malade qui a sué sans interruption pendant dix-sept jours consécutifs; la sueur, une fois produite, d'ordinaire elle s'arrêtait pour ne plus se reproduire, ou bien elle prenait, pendant des mois entiers, une forme intermittente : tantôt la nuit, ou le matin seulement, la peau se couvrait d'une sueur abondante, le malade mouillait quelques chemises; puis, le reste de la journée, la peau conservait son état normal. D'autrefois, la cholérine sudorale affectait une intermittence à plus longue période. Voici

quelques exemples de cette forme particulière de cholérine :

Au village de Chez-Garnier, près le faubourg Saint-
Ausone, Damien Texier, âgé de 46 ans, étant à battre
son blé dans la journée du 8 juillet 1855, fut pris tout
à coup, vers les trois heures du soir, de langueur d'estomac, d'étourdissement, de frissonnement, de faiblesse générale si prononcée, qu'il ne put se tenir
debout. En même temps, il éprouva un engourdissement et un fourmillement considérables dans le bras,
l'avant-bras et la main du côté droit. Pour faire disparaître la sensation de mortification qu'il éprouvait dans
ces parties, il se faisait frictionner avec force. Mais, au
bout de demi-heure, il ressentit de la chaleur dans
tout le corps, l'engourdissement et la faiblesse se dis-
sipèrent, une transpiration abondante survint qui dura
jusqu'à dix heures du soir. Il mouilla neuf chemises,
les draps qui l'entouraient et une partie de la paillasse
sur laquelle il reposait. Puis la transpiration s'arrêta
d'elle-même, et il dormit d'un bon sommeil jusqu'à une
heure du matin. Alors il fut réveillé tout à coup par
une sensation de défaillance si prononcée, qu'il se crut
sur le point de mourir. Au bout de vingt minutes d'angoisse, il éprouva une chaleur générale, et presque
aussitôt tout son corps fut inondé de sueur qui ne cessa
qu'à neuf heures du matin. Toute la journée du 9, il
resta au lit. A midi et demi, sans cause appréciable,
il fut encore pris de défaillance et de langueur d'estomac qui disparurent au bout de demi-heure environ,
quand survint une sueur très copieuse qui dura jusqu'à
la nuit. A minuit, il fut réveillé de nouveau par une
sensation d'anéantissement et de battement d'estomac,

à la suite de laquelle il eut une transpiration très considérable qui ne disparut qu'à huit heures du matin. Ce fut la dernière crise sudorale qu'il éprouva ; il a conservé longtemps un état de faiblesse générale et de langueur d'estomac qui ne s'est dissipé que lentement.

Cette intermittence, d'une durée de trois à quatre heures seulement, comme dans l'exemple qui précède, a présenté chez d'autres sujets une plus longue période.

Le 5 juillet 1855, à l'entrée de la nuit, la femme Richard, née Dupuis, domiciliée au village des Riffauds, commune de Ruelle, se trouva prise tout à coup le soir d'accablement, de sensation de froid avec engourdissement aux pieds et aux mains ; elle se coucha sans pouvoir être réchauffée par un feu ardent. Vers minuit, elle ressentit un serrement épigastrique, des bouffées de chaleur à la figure, et aussitôt survint une sueur abondante qui fit disparaître ces phénomènes douloureux. Cette sueur dura sept heures et fut suffisante pour imbiber dix chemises ; la transpiration une fois passée, elle se leva, vaqua à ses occupations habituelles, tout en éprouvant une grande faiblesse. A six heures du soir, elle se trouva prise de tremblement de tout le corps avec engourdissement des mains et crampes légères aux pieds. Pas de diarrhée. Deux heures après, une sueur très copieuse apparut qui délivra ses membres de l'endolorissement qu'ils éprouvaient. A une heure du matin, la sueur avait cessé, elle dormit tranquillement le reste de la nuit, pour être reprise, onze heures après, de phénomènes semblables. Cette apparition successive de crises sudorales se manifesta encore de nouveau les 8, 9, 12 et 13 juillet, avec une

intermittence de dix à quinze heures de durée. Les phénomènes prodromiques consistaient soit en disposition
syncopale, soit en céphalalgie vertigineuse, soit en
anxiété précordiale. Les deux dernières crises seulement furent précédées de coliques, sourdes d'abord,
puis tormineuses, qui faisaient pousser des cris plaintifs.
Ces coliques étaient accompagnées de vomissements et
de diarrhée bilieuse ; elles cessaient quand la sueur
survenait avec abondance. Le 14 juillet, époque où je
vis la malade, les sueurs avaient disparu, mais elle
éprouvait un grand affaiblissement général, un défaut
d'appétit, une sensation permanente de plénitude
d'estomac, et encore un peu de diarrhée qui cessa dès
le lendemain.

Blaise Sissadam, papetier, âgé de 42 ans, à Magnac-
sur-Touvre, fut affecté de cholérine sudorale dès le
mois de juillet. Voici les symptômes et la marche
de sa maladie : d'abord, et pendant quinze jours consécutifs, il fut pris le soir de lassitude et de battement
épigastrique qui disparaissaient vers minuit, alors que
la sueur devenait abondante. Cette sueur durait ordinairement jusqu'à huit heures du matin. Une fois cette
transpiration passée, il se levait, se promenait, éprouvait seulement de la faiblesse et un défaut d'appétit,
puis il restait six à huit jours sans avoir aucun symptôme prodromique, sans ressentir de sueur ni le jour
ni la nuit. Seulement, pendant ce laps de temps, il
continuait à rester faible, languissant, l'appétit capri-
cieux, sans diarrhée ; ensuite, sans cause appréciable,
la transpiration revenait la nuit jusqu'au lendemain
matin, durait dix, douze, quinze heures de suite,
cessait d'elle-même pendant six à huit jours, pour se

reproduire de nouveau avec des prodromes variables.
Ainsi, le 2 août, le malade fut pris le soir, trois heures
avant l'apparition de la sueur, de vertiges, de sifflement
d'oreille, de trouble de la vue. Le 28 août, après une
cessation de six jours de sueur, il éprouva pendant
deux heures et demie une sensation de serrement aux
testicules, des coliques sans diarrhée, des crampes
alternatives aux pieds, aux mollets, aux mains, qui lui
arrachaient des cris plaintifs; la sueur qui survint fit
cesser en quelques minutes tout cet appareil morbide.
Le 12 septembre a été la dernière crise sudorale qu'il
ait éprouvée.

Quant à la sueur, considérée en elle-même, elle n'exhalait d'ordinaire, dans la cholérine cutanée, aucune odeur
spéciale. Cependant, j'ai remarqué chez un douzième
environ de malades, que leur sueur répandait une odeur
putride, comparable à celle qu'exhale en été une mare
dont on agite la vase. Quand le malade était en repos
dans son lit et bien couvert, cette odeur était à peine
perceptible ; mais aussitôt qu'il se découvrait, qu'il se
levait sur son séant, et surtout quand il venait à changer
de chemise, cette odeur spéciale apparaissait aussitôt.

En même temps que la sueur changeait d'odeur elle
changeait de goût. Au lieu de présenter la saveur salée
qu'elle possède à l'état normal, elle avait un goût fade,
douceâtre, que le malade percevait distinctement quand
ce liquide, s'écoulant du visage, venait à tomber sur ses
lèvres et arrivait au palais. Plusieurs fois j'ai eu occasion de goûter cette sueur et lui ai trouvé les propriétés
dont je viens de parler. Quant à l'odeur, elle était parfois si développée, qu'elle était comparable à celle que
répand un animal mort, en voie de putréfaction. Ainsi,

au mois de septembre 1855, je fus appelé au faubourg La Bussatte pour voir la femme Marie Peyronné, épouse Neulet, jardinière, âgée de 36 ans. Le 8, elle se coucha bien portante; vers minuit, elle fut réveillée par des coliques vives, par une sensation de langueur d'estomac, de nausées, de froid général, de crampes aux mains et aux cuisses. Après trois quarts d'heure de durée de ces sensations douloureuses, elle éprouva une sueur excessive qui dura quarante-huit heures consécutives. Le 10, vers minuit, la sueur cessa pour reprendre avec une égale intensité six heures après, et dura trente-six heures de suite. La transpiration était si abondante, qu'elle mouilla non-seulement toutes les chemises qu'elle avait, mais encore imbiba tout le matelas sur lequel elle était couchée. Or, l'odeur qu'exhalait cette sueur était si fétide, que son mari fut obligé, pour pouvoir la supporter, de répandre, à plusieurs reprises, du vinaigre sur des plaques incandescentes. Moi-même, en pénétrant dans l'appartement, je fus péniblement frappé de cette odeur putride. Dans l'état normal, la femme Neulet, qui transpire facilement, ne répand aucune odeur particulière.

Un mois auparavant, j'avais été appelé à donner des soins à un ouvrier mécanicien qui, dans l'espace de six semaines, avait éprouvé six fois une diacrise sudorale de dix-huit heures environ de durée chaque fois; les deux premières crises, ainsi que la dernière, avaient été marquées par une sueur très fétide, tandis que les trois autres n'avaient présenté aucune odeur.

Dans la cholérine sudorale, la peau, au lieu de se couvrir de vésicules miliaires, comme dans la suette proprement dite, s'est montrée très ordinairement

exempte de toute éruption. Toutefois, chez les personnes à peau très fine ou qui s'étaient surchargées de
couvertures pour exciter la transpiration, on remarquait
souvent à la partie antérieure de la poitrine, au cou,
aux poignets, aux cuisses, de très petites vésicules re-
posant sur une surface rosée de la peau. Cette éruption
éphémère était en tout semblable à celle qui apparaît
lors des grandes chaleurs de l'été chez les femmes et
les enfants, et n'ajoutait à la maladie aucun caractère
de gravité.

Dans quelques rares localités, là où la cholérine sudorale a été générale, sans apparition de choléra proprement dit, la forme cutanée a pris parfois un caractère
pernicieux; la peau a présenté une éruption bouton-
neuse, de couleur pourprée, ayant l'apparence scar-
latineuse; elle était alors accompagnée de crampes,
d'agitation et de subdelirium. La commune de Ville-
joubert, près Mansle, en a présenté six cas semblables
qui, tous, ont été mortels. J'en ai observé un seul
exemple dans la commune de Fléac, près Angoulême,
lequel a été également suivi de mort. Cette forme
pourprée correspond au choléra intestinal à déjections
alvines sanguinolentes, qui s'est montré à Angoulême
dans la première période de l'épidémie.

A part cette dernière forme, qui ne s'est manifestée
que très rarement et par cas isolés, l'épidémie dont
l'effort se concentrait sur la peau a été extrêmement
bénigne; elle n'a fait de victimes que parmi les malades
imprudents qui, au fort de la sueur, quittaient leur
lit, s'exposaient à un air froid et humide; bientôt alors
éclataient les symptômes de choléra proprement dit :
crampes, déjections alvines blanches, soif, prostration,

froid, cyanose ; et, au bout de quelques heures, la mort venait terminer cette scène morbide. Mais, sauf cette circonstance, tous les malades affectés de cholérine sudorale dont le corps était maintenu convenablement chaud pendant la période de sueur, recouvraient peu à peu la santé. Cette cholérine n'a eu de gravité que par le long et tardif rétablissement des forces des malades. Après avoir cessé de transpirer, les convalescents tombaient dans un état d'affaiblissement considérable ; ils éprouvaient de l'anorexie, des douleurs épigastriques avant ou après le repas, des sensations pénibles, contusives vers les hypochondres, de la céphalalgie gravative avec étourdissement et bruissement d'oreille, des douleurs obtuses ou lancinantes sur différentes parties du corps, qui ne cessaient que par un traitement approprié, ou qui ne disparaissaient d'elles-mêmes qu'après plusieurs mois de souffrances et de langueur.

Symptômes du Choléra proprement dit. — Dans la plupart des cas, le malade éprouvait, avant l'apparition du choléra confirmé, un peu de malaise, d'accablement, de céphalalgie, de sensation de poids et de serrement épigastrique. En même temps ou antérieurement à ces symptômes, il se trouvait pris de diarrhée caractéristique avec déjection abondante de matières liquides blanchâtres ; mais quelquefois aussi l'action cholérique se montrait si violente et si subite, qu'aucun dérangement intestinal notable ne précédait l'invasion directe de la maladie. La diarrhée, les vomissements, les crampes, les troubles céphaliques, l'amaigrissement rapide, la soif inextinguible, la rareté des urines, les sueurs froides, l'algidité, la cyanose avaient une invasion si brusque et si foudroyante, qu'en quelques heures on passait de la santé à la mort.

Mais, heureusement, les symptômes cholériques ne présentaient pas d'ordinaire une marche aussi rapide ; il était possible à l'observateur de suivre leur développement successif.

Le malade commençait par accuser au creux épigastrique une douleur morne avec sensation d'angoisse et d'oppression, qu'ordinairement le palper n'augmentait ni ne diminuait ; en même temps, il était pris de déjections de substances liquides blanches qu'il rendait par jets abondants et répétés ; les matières évacuées par les vomissements et par les selles avaient à peu près le même aspect et la même consistance ; elles ressemblaient à du petit lait semé de quelques grumeaux de riz. Le patient rejetait par la bouche les boissons, les potions, à mesure qu'il les prenait.

Les selles n'étaient ordinairement accompagnées ni précédées de coliques vives. Le malade ressentait des borborygmes bientôt suivis de l'émission d'un liquide blanchâtre, au sein duquel nageaient de petits grumeaux à bords d'échiquetés et de même couleur que le liquide rendu. Lorsque ces grumeaux étaient très abondants, les selles devenaient plus consistantes et prenaient l'aspect de purée de riz.

Ordinairement les déjections alvines cholériques étaient sans odeur ; mais plusieurs fois aussi j'ai eu occasion de constater que, semblables à la sueur dans la cholérine sudorale, elles exhalaient une odeur marécageuse, comparable à celle que répand le poisson trop frais qu'on vient de pêcher dans la mer.

Ce n'est que dans la première apparition du choléra

de 1855 que les selles ont pris un caractère sanguino-
lent, noirâtre. Dans le reste de l'épidémie, les garde-
robes ont conservé leur aspect blanc spécifique.

Les crampes ont constitué, avec les déjections alvines, le symptôme dont le développement était des plus
rapides. Dès le début, elles devenaient violentes, faisaient pousser au malade des cris perçants, ren-
daient quelquefois nécessaire le concours de plusieurs
personnes pour maintenir le patient en repos ; elles se
montraient ordinairement alternés : elles siégeaient
soit aux cuisses, soit aux mollets, soit aux pieds, aux
bras, aux mains, soit sur différentes parties du tronc,
telles que les parois thoraciques, abdominales, et quelquefois, comme je le montrerai plus loin, à l'œsophage,
à l'urètre. J'ai vu des personnes affectées de crampes
si considérables du côté de la face, qu'elles se rap-
prochaient du trismus. En septembre 1855, je fus appelé
à donner des soins à une femme très nerveuse qui,
pendant qu'elle était en proie au choléra, éprouva, pendant deux heures consécutives, un spasme violent et
simultané du pharynx, de l'œsophage et de l'estomac ;
elle ressentait, le long du cou et profondément dans la
poitrine, comme une corde qui tendait à rapprocher la
gorge de la région gastrique et l'obligeait à maintenir
la tête inclinée en avant. La déglutition était devenue
impossible par suite de la violente sensation de torsion
et de striction qu'elle y éprouvait.

Mais, peu de temps après l'invasion des phénomènes
morbides, le corps était pris d'un amaigrissement
général. Les yeux s'excavaient et s'entouraient d'un
cercle bleuâtre, les joues devenaient creuses, les pommettes saillantes, le nez s'effilait ; dans les cas très

graves, presque foudroyants, l'amaigrissement était si rapide, les traits de la physionomie si altérés, qu'au bout de quelques minutes le malade devenait méconnaissable.

Le reste du corps participait à ce travail d'altération : les extrémités des membres devenaient froides et cyanosées, la peau des mains se plissait, perdait son élasticité ordinaire, l'extrémité des doigts se ridait, bleuissait sous l'ongle, le ventre devenait promptement aplati, la paroi antérieure de l'abdomen paraissait comme collée à la colonne vertébrale, dont le palper arrivait facilement à déterminer les contours ; les os iliaques et les hypochondres présentaient une forte saillie, d'autant plus sensible à la vue, que la paroi abdominale se trouvait plus déprimée. Quant à la voix, elle s'affaiblissait, se voilait et finissait par s'éteindre. Les reins éprouvaient souvent une telle paralysie dans leur fonction sécrétoire, que l'urine se supprimait entièrement pendant plusieurs jours ; le centre circulatoire perdait une grande partie de son énergie vitale, les battements du cœur devenaient à peine perceptibles à l'auscultation, et le pouls radial fuyait sous le doigt qui le pressait.

Par contre, certaines parties du corps prenaient une excitation nouvelle. Les cholériques ressentaient une grande sensation de sécheresse à la bouche et au pharynx, la langue devenait rouge, les papilles se montraient plus saillantes et plus développées que dans l'état normal. Les malades étaient pris d'une soif vive, irrésistible, insatiable d'eau froide. On voyait quelquefois des moribonds réunir toutes leurs forces, tromper la vigilance des surveillants et se précipiter sur les li-

quides qu'ils apercevaient ; de préférence, ils s'atta-
quaient aux boissons froides qu'ils avalaient glouton-
nement.

En même temps, les malades étaient en proie à diverses sensations morbides qui troublaient leur repos ;
nulle part, ils ne pouvaient trouver de place à leur
tête ; ils la portaient tantôt à gauche, tantôt à droite ;
ils éprouvaient parfois une telle impatience, qu'ils ne
pouvaient entendre parler haut ni supporter l'éclat
d'une lumière ; le bruit d'une porte qu'on fermait avec
force les fatiguait, les irritait ; ils rejetaient les couvertures, les draps qu'on s'efforçait de maintenir appliqués
sur le corps ; ils portaient leurs membres hors du lit,
cherchaient incessamment à se débarrasser de tout ce
qui semblait gêner leur respiration, comme s'ils avaient
étouffé sous la pression d'un poids considérable. Quoique les muqueuses, la peau, la langue, les extrémités
des membres fussent froides et cyanosées, recouvertes
d'un liquide visqueux et comme glacé, cependant les
cholériques recherchaient constamment la fraîcheur en
prenant des boissons froides et en se découvrant à
chaque instant.

Outre cette perversion de sensations, les malades
étaient pris d'un trouble cérébral particulier : ils éprouvaient un bruissement d'oreille porté quelquefois au
point de déterminer de la surdité, des vertiges, un
obscurcissement passager de la vue, de la lourdeur de
tête ou une sensation de vide céphalique. D'autres fois,
ils accusaient une douleur poignante au front ou aux
tempes, un serrement autour de la tête, comme si elle
eût été saisie par un étau. Ces phénomènes céphaliques
accompagnaient toujours le choléra confirmé. Mais j'ai

vu également des cholériques dont les premiers symptômes étaient constitués par le trouble de la vue, des
vertiges passagers ou continus, à la suite desquels éclataient les vomissements, la diarrhée, les crampes, la
soif, l'impatience, la cyanose, etc. Un des derniers
cholériques auxquels j'ai donné des soins est le nommé
Clément Giraud, ouvrier papetier, domicilié au village
des Poncets. Dans la nuit du 5 au 6 novembre, il fut
frappé de choléra violent. Dès le 8, par suite du traitement que je lui fis suivre, il entrait en convalescence.
Mais ce jour même, il fit un excès de boissons et se mit
dans une violente colère. Quelques instants après, les
symptômes cholériques se reproduisirent avec intensité : crampes, vomissements, diarrhée, soif excessive,
refroidissement. En même temps, il ressentit un vide
cérébral, un peu de vertige, et éprouva une perte totale
de la vue. Sa connaissance resta intacte. D'une voix
voilée et presque éteinte il appela son enfant qu'il
idolâtrait, la toucha, l'embrassa, mais sans l'apperce-
voir. Le 11 au soir, il s'éteignit dans l'état de cyanose
et d'algidité, sans avoir recouvert un instant l'usage
de la vue.

Si, chez quelques cholériques, on a vu dominer la
forme convulsive; si quelques-uns se sont trouvés en
proie à des crampes aussi douloureuses que répétées,
s'ils ont éprouvé des coliques violentes qui les faisaient
tordre et se rouler sur leur lit, il s'est trouvé d'autres malades où la prostration, l'épuisement de l'exci-
tabilité nerveuse, la réfrigération ont été les phénomènes dominants. C'est surtout au déclin des épidémies
violentes que ces apparences morbides se sont produites
le plus souvent, et toujours elles ont revêtu un caractère

de haute gravité. J'ai recueilli huit cas de choléra dans lesquels, pendant toute la durée de la maladie, cinq n'ont présenté aucune crampe, et trois où les phénomènes spasmodiques n'ont apparu que d'une manière fugace et à peine marquée. Dans un cas, le patient n'a manifesté d'autre crampe qu'une sensation passagère de pincement à la paroi thoracique gauche. La diarrhée, le trouble cérébral, quelques vomissements légers, la prostration, l'amaigrissement rapide, la soif, les sueurs froides, la langue glacée, un peu de cyanose (quelquefois même ce symptôme manquait), étaient les seuls phénomènes apparents. Le malade mourait lentement, sans râle, sans agonie violente. La transition de la vie à la mort paraissait insensible. Quoique, dans cette forme, les tissus entrassent promptement en putréfaction, cependant la décomposition cadavérique était moins rapide que dans le cas où la cyanose était très prononcée.

Au fort de l'épidémie cholérique, non-seulement la diarrhée prodromique a fréquemment manqué, mais encore, dans le cours de la maladie, les évacuations alvines ont été quelquefois très peu abondantes. Ainsi, dans la dernière quinzaine de septembre 1855, je vis le soir, en passant, l'enfant Marguerite Fondra, âgée de huit ans, qui était gaie et bien portante. Le lendemain matin, de très bonne heure, je fus appelé pour lui donner des soins, et en arrivant je la trouvai morte. Voici les symptômes qu'elle avait présentés : à deux heures du matin, elle fut tout à coup réveillée par des nausées, bientôt suivies de vomissements opiniâtres, de crampes sur différentes parties du corps ; la soif était inextinguible, des sueurs froides couvraient tout le corps, l'amaigrissement se produisait presque à vue d'œil. La cyanose se manifesta à quatre heures du matin, et deux heures après l'enfant avait cessé de vivre. Pendant les quatre heures de durée de l'affection, la malade n'avait rendu aucune goutte d'urine et n'avait fait de selles qu'à trois heures, et à quatre heures et demie du matin. Les matières rendues étaient blanches et peu copieuses.

Dans la première phase du choléra, la muqueuse intestinale, surtout dans la portion de l'iléon, a présenté à l'autopsie une coloration lie de vin, qui se montrait par plaques d'une étendue variable. Cette coloration anormale a cessé d'apparaître dans l'épidémie cholérique qui a régné dans notre département à partir du mois de juin. Les quelques nécroscopies qui ont été faites n'ont jamais révélé de désordres anatomiques en rapport avec la gravité des phénomènes morbides observés pendant la vie. Seulement, partout on a remarqué que le sang des cholériques était plus noir et plus épais qu'à l'état normal.

Forme typhoïde du choléra. — Cette forme, très rare dans les premiers mois de l'épidémie, est devenue fréquente dans les deux derniers mois où le choléra a sévi à Angoulême. Voici l'appareil symptomatique qu'elle a présenté :

Après que les malades avaient été épuisés par la diarrhée, les crampes et les vomissements, la prostration survenait ; une stupeur particulière, accompagnée d'ordinaire d'un mouvement fébrile, apparaissait sur le facies et rappelait l'état adynamique de la fièvre typhoïde. La transition de ces deux états si différents de la même maladie avait lieu peu à peu, insensiblement.

Un hoquet fugace servait parfois à établir ce trait-d'union.

Une fois cette forme morbide déclarée, le malade ne manifestait plus de soif, ne buvait que quand on lui présentait des liquides, ne proférait aucune parole quand on cessait de l'interroger. Il devenait insensible à tout ce qui l'entourait; ses yeux étaient ordinairement clos ou a moitié fermés. Quand on lui parlait haut ou qu'on le secouait, il soulevait lentement les paupières comme un homme à moitié endormi, répondait plus ou moins distinctement aux questions qu'on lui adressait, et retombait ensuite dans sa somnolence première. Autant, dans la période précédente, il était agité, impatient, tourmenté par des crampes et des vomissements; autant, maintenant, il était pris de calme et de repos. Sa tête restait immobile là où elle était placée; sa figure devenait rouge, injectée. Ses lèvres, ses joues, ses pommettes apparaissaient comme barbouillées de lie de vin. On aurait pu le prendre pour un homme ivre, plongé dans un demi-sommeil.

Les matières alvines rendues perdaient leur caractère de blancheur spécifique. Elles changeaient non-seulement de couleur, prenaient une teinte brune ou verdâtre, mais encore devenaient moins copieuses et moins fréquentes qu'auparavant. Elles exhalaient l'odeur des matières fécales ordinaires, et ne répandaient plus l'odeur marécageuse qu'elles avaient au début.

La langue, d'humide et de froide qu'elle était pendant les premiers phénomènes cholériques, devenait sèche et augmentait de température : elle prenait l'aspect croûteux de la fièvre typhoïde proprement dite ; les narines présentaient de la sécheresse et de la pulvérulence, la peau laissait percevoir de la chaleur sans moiteur. Le pouls, de filiforme et de presque insensible qu'il était d'abord, se développait, augmentait d'ampleur et de fréquence, quoiqu'il restât toujours assez dépressible. Il battait de 80 à 110 pulsations par minute.

Cet état fébrile était ordinairement continu, augmentait toutefois un peu le soir et diminuait le matin. Chez quelques malades j'ai pu observer une véritable rémission : la fièvre cessait pendant demi-heure, une heure, deux heures, puis revenait ensuite. Sur trois sujets j'ai constaté une sorte d'intermittence, que l'administration de la quinine ne put modifier.

- La durée de cette forme comateuse ou typhoïde de la maladie s'est montrée variable. Elle a été de trente-six heures au minimum et n'a pas dépassé douze jours.

Quand la maladie devait se terminer par la guérison, la langue se dépouillait du dépôt croûteux qui la recouvrait et laissait une surface lisse, d'un rouge vif, comme dans le cas de fièvre typhoïde véritable. Peu à peu le mouvement fébrile cessait, la peau perdait de sa coloration lie de vin, devenait légèrement humide, l'assoupissement disparaissait progressivement, et l'appétit commençait à se faire sentir. Au contraire, lorsque la terminaison devait être mortelle, le coma se prononçait de plus en plus, la sécheresse de la peau et de la langue persistait ou allait en augmentant, les yeux devenaient ternes et vitrés. Quelques minutes, mais le plus souvent quelques heures avant la mort, l'état fébrile cessait, la pâleur apparaissait, un soupir léger accompagné d'un peu de râle venait terminer cette scène morbide.

Mais, dans cette forme ultime du choléra, la fièvre jouait un rôle accessoire. L'organisme était modifié d'une manière spéciale par cette réaction adynamique ; les urines devenaient copieuses, de rares ou de nulles qu'elles étaient auparavant : elles prenaient presque toujours un aspect clair et limpide, au lieu de la teinte rouge foncé qu'elles présentent dans les pyrexies proprement dites.

Au reste, l'état fébrile a manqué complètement dans quelques circonstances où le choléra a revêtu la forme typhoïde. La figure conservait la même coloration lie de vin, la langue restait sèche et un peu croûteuse, les narines apparaissaient avec une pulvérulence marquée, le malade était plongé dans la stupeur ; mais la peau continuait à être froide et humide, le pouls, tout en prenant du développement, n'acquérait pas de fréquence ; il restait mou et dépressible. Quelques heures avant la mort, les yeux devenaient ternes, vitrés, et la respiration était à peine perceptible. Le cholérique se trouvait à l'état de cadavre qu'il paraissait être encore en vie.

La guérison a été la règle dans la réaction typhoïde avec fièvre, tandis qu'elle a été l'exception dans cette dernière forme de l'affection cholérique.

Lorsqu'une contrée se trouve placée sous l'influence d'une épidémie qui frappe principalement le système nerveux, comme le choléra, l'état morbide présente de très grandes différences de forme et d'intensité. Les épidémologistes ne s'attachent d'ordinaire qu'aux cas les plus tranchés, négligent ceux dont les caractères sont moins saillants et qui offrent moins de gravité. Cependant, ces diverses nuances méritent de figurer sur le tableau pathologique, non-seulement comme exactitude de description, mais encore et surtout comme importance pronostique et comme direction thérapeutique.

Pendant que l'épidémie cholérique sévit sur un pays, les habitants qui échappent à la cholérine et au choléra proprement dit, éprouvent des perturbations morbides qu'on ne voit point apparaître en dehors de cette influence ; ou, si quelques-unes de ces perturbations se manifestent dans les circonstances ordinaires, elles se produisent, en temps épidémique, d'une manière plus générale et plus intense. Ainsi, les dyspepsies deviennent plus tenaces et plus fréquentes qu'à toute autre époque. Plus souvent que dans les temps ordinaires, on trouve des personnes prises de lassitude inaccoutumée, d'étouffement, de bouffées de chaleur à la figure avec vertiges et disposition à la syncope. Les crampes, les vomissements, la diarrhée, la disposition à la sueur, le tremblement des membres inférieurs surtout, sont autant de troubles qui se manifestent plus fréquemment. Un confrère de La Rochefoucauld m'a rapporté qu'à la fin d'août 1855, au moment où l'épidémie cholérique sévissait dans cette ville, il ressentit tout à coup, dans une de ses visites, une douleur frontale semblable à celle qu'aurait produite un coup de marteau. Sa figure prit aussitôt une teinte livide ; en même temps il éprouva une forte oppression et fit des efforts pour aspirer l'air qui paraissait lui manquer. Il fut pris de vertiges tels, que pour garder la station debout, il fut obligé de s'appuyer à une muraille voisine. Presque aussitôt des sueurs froides couvrirent la peau. Sentant la gravité de sa position, il redoubla de courage et se rendit péniblement à son domicile placé à une très faible distance. A peine avait-il le pied sur le seuil de sa porte, qu'il eut de fortes nausées, bientôt suivies de deux selles diarrhéiques. Placé sur son lit, il dormit une heure environ., et se reveilla ressentant seulement un peu de fatigue. Jamais il n'avait éprouvé pareil désordre morbide. — Le 10 septembre 1855, Denis Tessier, âgé de 45 ans, boucher à Angoulême, fut pris tout à coup, et sans cause appréciable, de langueur d'estomac, de pesanteur de tête, de nausées, de vomissements et d'efforts de défécation. Il put se retenir et ne fit aucune selle. Mais l'accablement allait en progressant, les jambes chancelaient sous le poids du corps et il tomba à la renverse. On le releva pâle et couvert de sueur. Peu à peu il recouvra ses forces et demi-heure après il put reprendre ses occupations. Le soir, sept heures après la crise qu'il venait d'éprouver, il ressentit de nouveau une lassitude considérable, des vertiges et des nausées, quelques crampes aux extrémités, des borborygmes prononcés, et il fit deux selles diarrhéiques de couleur grisâtre; au bout d'un quart d'heure il éprouva des bouffées de chaleur à la figure, la peau se couvrit d'une sueur abondante, et en quelques minutes il mouilla deux chemises. Le lendemain, il vaqua à ses occupations ordinaires. A partir de ce moment, il n'a éprouvé aucun changement dans sa santé.—Le 28 du même mois, au village de Gâtebourse, commune d'Angoulême, Joseph Clochard, propriétaire, âgé de 62 ans, se coucha le soir bien portant. Vers minuit, il fut tout à coup réveillé par une sensation de saisissement général, sans éprouver ni douleur ni paralysie locale. Mais il ne pouvait ni parler, ni respirer, ni se remuer dans le lit. Après une demi-heure

environ de cet état d'anéantissement, il sentit ses
membres se délier, sa langue se mouvoir, il put se
tourner sur le côté et prononcer quelques paroles.
Aussitôt que cette détente eut commencé, il fut pris
d'une sueur abondante, mouilla la chemise et les draps
qui l'entouraient. Le lendemain matin en se réveillant
il n'éprouva qu'un peu de céphalalgie, qui se dissipa
d'elle-même dans le cours de la journée. Aucune perturbation de cette nature n'est venue depuis altérer sa
santé. M. le docteur D..., de Montbron, m'a raconté
que, pendant la durée de l'épidémie cholérique de cette
contrée, il a fréquemment ressenti dans les jambes
des crampes qui l'obligeaient de s'arrêter au milieu de sa
marche. Depuis la disparition de l'épidémie, ces spasmes douloureux ont entièrement cessé. Moi-même, au
fort de l'influence cholérique, j'ai éprouvé, pendant
plusieurs semaines successives, une sensation de plénitude d'estomac et des vertiges que je n'avais jamais
ressentis avant l'apparition de cette épidémie, et que
j'ai cessé de percevoir depuis la disparition du fléau.

Par contre, j'ai eu occasion de voir d'assez nombreux exemples où l'action cholérique, loin de produire une influence fâcheuse, a déterminé une modification salutaire. Ainsi, j'ai rencontré des valétudinaires dont l'appétit était ordinairement très faible et
dont les digestions étaient laborieuses, qui, pendant
la durée de l'épidémie cholérique, ont eu un appétit
inaccoutumé et les digestions faciles. De même, deux
personnes de ma connaissance, affectées de diarrhée
datant, l'une de deux ans, et l'autre de six mois, se
sont trouvées spontanément guéries de cette indisposi-
tion aussitôt que l'influence cholérique a eu manifesté

sa présence dans la localité qu'ils habitaient. D'autre part, un de mes clients affecté de bourdonnements d'oreille très considérables, datant de plusieurs années et augmentant dans les temps de pluie et d'orage, au point de déterminer une surdité presque complète, a été entièrement débarrassé de cette infirmité par une crise cholérique arrivée en mars 1855, consistant en diarrhée, crampes, vertiges et sensation d'affaissement. Depuis, l'ouïe est restée très distincte et la santé générale excellente. J'ai eu également occasion de voir un droguiste du faubourg L'Houmeau, qui, depuis quatre ans, était affecté à la tempe droite et près de la partie articulaire de la mâchoire inférieure du même côté, d'une douleur pongitive, devenant parfois lancinante aux variations atmosphériques. Cette douleur était souvent si considérable, qu'il pouvait à peine entr'ouvrir la bouche pour y introduire des matières liquides. Or, le 12 septembre 1855, vers huit heures du matin, il éprouva tout à coup de l'anxiété précordiale, une diarrhée abondante avec vertiges prononcés et des crampes légères aux mollets; dans le cours de la journée, il fut pris d'une transpiration qui dura plusieurs heures. Le soir il fut surpris de la facilité avec laquelle il ouvrait la bouche; et à partir de ce moment, il n'a éprouvé ni gêne ni douleur dans les mouvements d'abaissement et d'élévation de la mâchoire. Je connais d'autres exemples de perturbations chroniques disparues sous l'influence cholérique.

Mais, de même que chez quelques rares sujets affectés de névralgie les temps orageux amènent un état de calme et de bien-être, de même je n'ai rencontré qu'un petit nombre d'idiosyncrasies où l'épidémie cholérique

ait déterminé un effet curatif. Dans la majorité des
cas, l'influence cholérique a exercé, au contraire, une
action profondément délétère, a jeté les sujets qu'elle
a frappés dans un état valétudinaire et a réveillé des
névralgies depuis longtemps éteintes. Quand la perturbation cholérique fait cesser une affection nerveuse,
cet effet thérapeutique n'est pas toujours définitif
comme dans les exemples que j'ai cités précédemment.
Quelquefois l'amélioration n'est que passagère et n'a
que la durée de l'intoxication cholérique. Cette influence une fois épuisée, le trouble nerveux reprend sa
manifestation première. Ainsi, au mois d'octobre dernier, une jeune fille de 22 ans, d'un des faubourgs
d'Angoulême, affectée d'épilepsie si prononcée, qu'elle
avait de trois à cinq crises convulsives chaque jour, fut
frappée par l'épidémie régnante. Pendant les sept jours
que durèrent les symptômes tranchés du choléra, elle
n'éprouva aucune crise. Ce n'est que le huitième jour
de la maladie, alors qu'elle entrait en convalescence et
que l'influence cholérique avait disparu, que ses crises
revinrent comme auparavant.

Tous ces faits, qu'il serait facile de multiplier, suffisent pour témoigner de la diversité d'actions exercée
sur l'économie humaine par le génie épidémique ; variations qui tiennent au degré de concentration ou
d'intensité de l'agent morbide, aux différences de résistance qu'il éprouve de la part des sujets contaminés,
et aux modifications que lui impriment les circonstances locales.

ÉTIOLOGIE ET TRAITEMENT.

Dans les localités où le choléra s'est déclaré, les habitants n'avaient apporté aucune modification à leur train de vie ordinaire. L'alimentation, les vêtements, les occupations journalières, les rapports sociaux, les habitations qui servent d'abri à l'homme et aux animaux qui l'entourent, tout avait conservé l'uniformité traditionnelle au moment de l'apparition de l'épidémie cholérique. Rien de visible et de palpable n'annonçait la présence du fléau morbide. L'air était donc l'excipient et le véhicule de l'agent délétère. Ce principe subtil, inconnu dans son essence, mais manifeste dans ses effets, pénétrait l'économie et y déterminait ces perturbations violentes dont je viens de tracer la rapide esquisse.

Le froid de l'hiver, les temps secs et chauds des mois de juillet, d'août et de la première moitié de septembre, l'atmosphère sombre et brumeuse des mois d'octobre et de novembre, n'ont produit sur l'épidémie aucune action particulière, évidente. Les données fournies par le thermomètre et le baromètre n'ont également jeté, aucune lumière sur l'étiologie cholérique. La direction des courants atmosphériques indiquée par la girouette n'a paru, dans aucune circonstance, modifier ni la marche ni l'intensité de la maladie. L'immunité cholérique dont on a cherché, dans ces derniers temps, à gratifier les vents d'est a été complètement mise en défaut dans l'épidémie que nous venons de traverser. Ce sont, en effet, ces vents qui ont régné d'une manière presque constante pendant tout le mois d'octobre, c'est-à-dire pendant le mois le plus meurtrier de l'année.

Durant les différentes épidémies qui apparurent à Vienne du temps de Van Swieten, on sait que cet observateur célèbre notait chaque jour et avec le plus grand soin la hauteur du thermomètre et du baromètre, la direction et la force des vents, les temps secs et pluvieux ; et après dix ans d'études faites dans cette voie, il était arrivé à formuler ainsi la stérilité de ses recherches : *Indè circa morborum epidemicorum originem doctior non evaserim.* L'aveu du savant disciple de Boerhaave est celui de tous les médecins de notre département qui se sont occupés d'observations météorologiques pendant la durée du choléra.

Cependant, dans certaines circonstances, le développement rapide et considérable de l'électricité atmosphérique a paru imprimer à l'épidémie cholérique une activité nouvelle. A propos du choléra de Mansle, j'ai montré la recrudescence survenue dans la maladie à la suite de l'orage du 10 septembre. De même, pendant les ondées orageuses de la fin de septembre et du commencement d'octobre, nous avons vu l'épidémie s'étendre et revêtir sur différentes parties de notre département un plus haut caractère de gravité. Au reste, les faits de ce genre sont loin d'être isolés dans l'histoire du choléra. Dans la courte mais terrible campagne de la Dobrutscha, qui ne dura que douze jours, du 21 juillet au 9 août 1854, M. le docteur Cazalas a noté de pareilles coïncidences. Ainsi, jusqu'au 27 juillet, l'armée expéditionnaire avait peu souffert du choléra ; mais, à la fin de cette journée, l'atmosphère devint accablante, chargée d'électricité, et le lendemain un violent orage accompagné d'éclairs et de tonnerre vint à éclater. Pendant une heure la pluie tomba par torrents. Alors les cholériques augmentèrent dans une proportion très considérable : le 29 et le 30 juillet, les routes se trouvaient encombrées de malades et de morts. Le 1er et le 2 août, l'atmosphère étant devenue calme, l'épidémie perdit de sa violence. Puis, le 3 et le 4 août, l'air redevint orageux, et aussitôt les phénomènes morbides prirent une nouvelle recrudescence.

Les professions n'ont exercé aucune influence marquée sur l'action cholérique. Papetiers, fondeurs, tanneurs ont été frappés comme ceux qui se livraient aux travaux agricoles. Dans les nombreuses papeteries qui existent dans le rayon d'Angoulême, à Saint-Cybard, dans les communes de Magnac-sur-Touvre, de Saint-Michel, de La Couronne, de Nersac, partout on emploie, pour le blanchiment du chiffon destiné à être transformé en papier, le chlore, soit à l'état gazeux, soit le plus souvent à l'état de chlorure de chaux. Or, les ouvriers désignés sous le nom de gouverneurs de cylindres et qui vivent constamment dans cette atmosphère de chlore, les porteurs de pâte à papier qui respirent également cet air chargé d'émanations chlorurées, n'ont pas été plus exempts de l'épidémie que les autres travailleurs. C'est ainsi que Giraud, dont j'ai parlé dans le chapitre précédent, était gouverneur de cylindres à la papeterie de Saint-Cybard. Quant à l'immunité cholérique dont les ouvriers d'Échoisy ont joui relativement, je suis porté à la considérer plutôt comme une circonstance accidentelle que comme une relation de cause à effet.

L'agglomération ou la dissémination des populations n'a produit également aucune influence sur le génie épidémique. Le choléra a sévi avec une égale intensité sur les hommes vivant dans l'isolement, dans des localités ne contenant qu'un très petit nombre d'habitants, et sur ceux qui se trouvaient dans des lieux populeux. Tandis que les villages de Villebœuf, d'Empassaud, de Chez-Galland ont été ravagés par le choléra, les gros bourgs de Vitrac, de Lanville, de La Couronne qui les avoisinent ont été plus ou moins complètement préservés des atteintes du fléau. Par contre, des centres populeux comme Jarnac, Vars, Mansle, Fouqueure, Villejésus ont été violemment frappés par le choléra, alors que les villages circonvoisins ont été presque entièrement exempts de la maladie.

En considérant la marche irrégulière de l'épidémie cholérique, il est difficile tout d'abord de la rattacher à un ordre topographique. Ainsi, nous l'avons vue envahir tantôt les habitations situées sur des sommets élevés et épargner celles qui se trouvaient dans des plaines et des bas-fonds ; tantôt nous avons constaté des circonstances inverses. Au lieu de s'étendre d'une manière continue sur les localités placées sur son passage, souvent la maladie a marché par sauts et par bonds, sévissant sur des lieux distants les uns des autres, laissant intactes les populations intermédiaires. Par exemple, Bassac, placé entre Jarnac et Vibrac, a été exempt de choléra, alors que ces deux centres de population en ont été vivement atteints ; de même Montignac, intermédiaire à Vars et à Saint-Amant-de-Boixe, a été préservé de l'épidémie, tandis que ces deux bourgs ont été décimés par elle. Il en a été ainsi d'Anais, resté indemne quoique entouré par les communes d'Aussac, de Jauldes, de Brie, où la maladie a exercé tant de ravages.

Toutefois, au milieu de ces fluctuations diverses présentées par l'épidémie, il est facile de voir que le choléra a suivi de préférence les cours d'eau et n'a frappé que les localités situées dans le bassin géographique de la Charente. Notre département appartient, en effet, à trois bassins différents : sa partie nord-est, traversée par la Vienne, dépend du bassin de la Loire ; elle a été entièrement préservée du choléra ; sa partie sud-est, sillonnée par les ruisseaux qui vont se jeter dans la rivière appelée Dronne, qui fait partie du bassin de la Gironde, a été à peine visitée par l'épidémie ; c'est la région du centre et du nord-ouest de notre département qui a été le foyer de la maladie. Or, cette zône se trouve entièrement arrosée par la Charente et ses affluents. En effet, c'est près des bords de ce fleuve que sont situés la commune d'Ambernac, Charroux (Vienne), Verteuil, Mansle, Luxé, Vars, Angoulême, Nersac, Vibrac, Jarnac, Cognac, où la maladie a frappé des coups meurtriers. Montbron, La Rochefoucauld, si violemment éprouvés par le choléra, se trouvent assis sur les rives de la Tardouère, qui va se perdre dans la Charente. Fouqueure, Villejésus, Aigre, Aizet, où le fléau morbide s'est déclaré avec tant de violence, dépendent de la vallée de Loume, dont les eaux appartiennent au même bassin. Magnac-sur-Touvre, Ruelle, sont bâtis sur les bords de la rivière la Touvre, principal affluent de la Charente. Du plateau central compris dans la région septentrionale de notre département, naissent les deux petites rivières appelées la

Bonnieure et le Son, près desquelles sont situées tant de localités où le choléra a fait de si nombreuses victimes. Or, ces deux rivières, coulant de l'est à l'ouest, vont, près de Mansle, confondre leurs eaux avec celles de la Charente.

La constitution géologique du sol a semblé exercer, comme les eaux, quelque influence sur la propagation de l'épidémie cholérique. En effet, des trois groupes de terrains primitif, secondaire et tertiaire, qui composent le sol du département de la Charente, le second seul a été frappé par le choléra. Les habitations situées sur le terrain granitique qui forme la partie nord-est de notre département, et celles qui reposent sur le terrain tertiaire dont la partie méridionale est constituée, ont été complètement préservées de l'épidémie. La portion occidentale du dépôt wealdien, les assises du terrain crétacé supérieur, et surtout les larges étages du terrain jurassique, ont été les seules parties du sol de la Charente où la maladie ait apparu. Les cantons de Montbron, de Montembœuf, de Saint-Claud, de Confolens (nord) contiennent des terrains sédimentaires et des terrains ignés. Tandis que les premiers ont été violemment frappés par le choléra, les derniers en ont été exempts. Nulle part, l'épidémie n'a franchi l'étage du Lias.

Dans la première partie de ce travail, j'ai montré que l'épidémie cholérique avait présenté plusieurs périodes d'évolution. Après avoir sévi sur certaines localités, la maladie avait disparu pour se porter sur d'autres lieux, puis était revenue sur les contrées qu'elle avait antérieurement visitées. Or, dans ces mouvements de va-et-vient, de disparition et de réapparition, de

réveil et de retour, il s'est produit un fait digne de
remarque : les localités exposées une première fois à
l'invasion du choléra ont été à l'abri de nouvelles attaques, quoique placées subsidiairement dans l'atmosphère épidémique. Ainsi, la petite commune de Nanclars, placée à cinq kilomètres au sud-est de Mansle,
et ravagée par le choléra de 1854, a été épargnée en
1855, quoique entourée de toutes parts par des localités où sévissait cette cruelle maladie. La même coïn-
cidence s'est produite pour les communes de Parzac,
de Chassiecq, de Saint-Gourson, placées dans le même
rayon. Envahies par le choléra à la fin de l'année précédente, elles en furent exemptes en 1855, malgré leur
proximité de lieux où l'épidémie faisait de nombreuses
victimes. Il en a été de même de la commune de Condac, placée près de Ruffec. Ravagée par l'épidémie
de 1854, elle est restée indemne en 1855. La petite
commune de Beaulieu, du canton de Saint-Claud, qui,
en décembre 1854, avait été si cruellement frappée,
n'a présenté, l'année suivante, que deux exemples de
choléra : l'un, probablement importé, a trait à un cultivateur dont la mort d'un parent près d'Ambernac avait été
la cause de son séjour momentané dans cette commune
où régnait l'épidémie. Parti de chez lui bien portant,
le 16 septembre 1855, il revint le lendemain, et dans
la soirée même il fut pris d'accidents cholériques auxquels il succomba le 18. L'autre, est un homme affecté
de cholérine sudorale intense qui se convertit en choléra mortel par suite d'imprudences réitérées. La
commune de Cellefrouin, traversée par la rivière le
Son, n'a été frappée, en 1854, de choléra que dans les
localités placées sur la rive gauche de cette rivière,

tandis qu'en 1855, la rive droite seule a souffert de
l'épidémie. Le même fait s'est manifesté à Verteuil.
Quoique exposée pendant deux années consécutives à
l'invasion cholérique, cette commune a été alternativement le théâtre de la maladie. Les parties ravagées
en 1854 ont été épargnées en 1855. Dans les deux épidémies dont Ruffec et Angoulême ont ressenti les
cruelles atteintes, les quartiers où le choléra avait sévi
d'abord avec le plus de force ont été ceux où la maladie s'est montrée le plus bénigne à sa seconde apparition. Pendant l'année 1855, les deux communes de
Nersac et de Suaux ont éprouvé, à des intervalles éloignés, deux épidémies de choléra. Or, dans ces deux
circonstances, les localités où la maladie a fait sentir
son influence meurtrière n'ont pas été les mêmes. Ainsi,
le bourg de Nersac, où l'épidémie avait régné en
juin 1855, a été épargné en octobre, lorsque le choléra reparut dans la commune. A Suaux, le bourg et
les trois villages de la Gasse, de Montpioux et de la
Querilière, qui, du 13 juillet au 16 août, eurent vingt-
quatre décès cholériques, se trouvèrent exempts de
l'épidémie en octobre, lors de la seconde invasion
morbide. Le gros village de la Messandière, encore
vierge de toute atteinte cholérique, devint alors le
centre et le foyer de l'épidémie.

Ainsi, les populations frappées une première fois par
l'épidémie cholérique, se sont trouvées par cela même à
l'abri d'attaques ultérieures de la maladie. Mes propres
observations et les renseignements que j'ai puisés auprès de mes collègues, m'autorisent à établir comme
loi pathologique : que, si des personnes peuvent contracter deux fois la cholérine sudorale ou intestinale, il est

extrêmement rare de rencontrer des hommes atteints
plus d'une fois de choléra confirmé. De même que
pour la fièvre jaune, les fièvres éruptives, la fièvre
typhoïde, le fait d'une première attaque cholérique
crée une immensité pour l'avenir.

Dans toutes les localités où l'épidémie cholérique
s'est fait sentir, les deux ou trois mois qui ont suivi sa
disparition ont été marqués par un état sanitaire des
plus notables. De même qu'après de grands orages on
voit l'air revêtir un caractère de calme et de sérénité
inaccoutumé, de même, après de violentes perturbations morbides, l'atmosphère, déchargée des principes
délétères qu'elle contenait, acquiert un haut degré de
pureté et de salubrité.

Ainsi, la commune de Cherves-Châtelars, du canton
de Montembœuf, quoique entourée par les trois communes de Suaux, de Chasseneuil, de Vitrac, où le choléra
avait sévi avec intensité, avait été préservée de ce
fléau. Mais en janvier et février 1856, elle fut frappée
par une épidémie de fièvre typhoïde grave, alors que
les trois communes dont je viens de parler en furent
exemptes. A peu près à la même époque, une pareille
épidémie vint à se manifester dans la commune de
Mouthiers, limitrophe de celle de La Couronne. Les
localités qui avaient eu à souffrir du choléra se trouvèrent également à l'abri de l'affection typhoïde. Partout, au reste, dans notre département, nous avons
observé un antagonisme entre ces deux maladies.
Lorsque la fièvre typhoïde régnait dans une localité où
l'épidémie cholérique venait à se déclarer, aussitôt la
première s'éteignait sous l'action de la seconde. C'est
ce qui s'est produit notamment à Angoulême et à

Ruelle. Dans ces deux localités, il existait un grand nombre de fièvres typhoïdes lorsque le choléra survint. L'apparition de cette seconde épidémie fit disparaître rapidement l'influence typhoïde, et le choléra régna sur elle en despote : *vehementior obscuravit alteram.*

La misère, les constitutions détériorées par l'âge ou les maladies antérieures, ont ordinairement favorisé l'invasion cholérique. L'abus des liqueurs alcooliques, les affections morales, telles que la colère, la peur, ont paru constituer autant de circonstances aggravantes de la maladie. Quand l'épidémie était légère, elle ne frappait que les personnes pauvres ou valétudinaires; la diarrhée prodromique était alors constante. Au contraire, lorsque le choléra acquérait une haute intensité, la diarrhée prémonitoire apparaissait exceptionnellement, et l'épidémie n'épargnait alors ni les âges ni les sexes; tous les rangs de la société, riches et pauvres, payaient leur tribut à la mort.

Le temps de sommeil que passe l'agent cholérique au sein de l'organisme avant de se manifester avec les symptômes qui lui sont propres, constitue ce qu'on appelle l'incubation morbide. La durée de cette action silencieuse, occulte sur l'économie vivante, varie avec les divers genres de maladies. On sait qu'elle est de quinze jours à deux mois pour le typhus, d'un à plusieurs mois pour la rage. Nous allons voir que cette incubation est bien moindre pour le choléra. Pour fixer ce point important de pathologie, j'ai pris l'observation précise d'un grand nombre de personnes qui, partant de localités éloignées et restées complètement exemptes de choléra, ont séjourné dans les lieux où régnait cette redoutable maladie et l'ont contractée. Le laps de temps qui s'écoule entre le moment où la personne saine pénètre dans cette atmosphère viciée et s'en imprègne, et celui où les premiers symptômes cholériques éclatent, détermine évidemment la durée exacte de cette incubation. Voici quelques-uns des exemples que j'ai recueillis :

M. C. B., âgé de trente-quatre ans, notaire à Sers, localité distante de seize kilomètres d'Angoulême et restée complètement exempte de phénomènes cholériques pendant la durée de l'épidémie. Depuis plus d'un mois, M. C. B. n'était venu à Angoulême, lorsqu'il y fut appelé tout à coup par son père pris de choléra mortel. Il arriva près de lui le 7 septembre 1855, vers une heure du matin. Il resta dans sa chambre toute la journée du 7, et ne partit d'Angoulême que le 8, à trois heures du soir, sans présenter aucune apparence de maladie. Arrivé àSers, il vaqua aux occupations ordinaires de sa charge, et se coucha à onze heures du soir sans éprouver d'autre dérangement dans sa santé qu'une fatigue générale. Mais à peine endormi, il fut réveillé par de la diarrhée bientôt suivie de crampes et de vomissements. Quelques jours après, il succombait avec tous les symptômes caractéristiques du choléra. Durée de l'incubation : quarante-sept heures.

Léonard Darconnet, cultivateur, âgé de cinquante-sept ans, domicilié au hameau de Chassagnes, commune de Cherves-Châtelars, partit de chez lui bien portant le 29 juillet 1855, à dix heures du matin, pour se rendre à Suaux, près de sa sœur, affectée de l'épidémie de choléra qui sévissait alors dans la commune. Il y séjourna pendant six heures et repartit le soir même pour se rendre à son domicile. A sept heures et demie du soir il rentrait chez lui. Le 31 juillet, à deux heures de l'après-midi, il fut pris de diarrhée, de soif vive. La nuit suivante, les crampes et les vomissements se déclarèrent, et le 2 août, vers quatre heures du matin, il expirait avec des symptômes tranchés d'algidité et de cyanose. Darconnet a été la seule personne de la commune qui ait éprouvé des phénomènes cholériques. Depuis son retour de Suaux, il n'avait quitté son domicile que pour se livrer à ses travaux ordinaires dans les champs qui avoisinent la maison. Durée de l'incubation : cinquante heures.

La femme Higret, âgée de quarante-trois ans, habitant le bourg de Mouthiers, resté complètement exempt de toute atteinte cholérique pendant la durée de l'épidémie, partit de chez elle bien portante le 13 octobre 1855, pour se transporter à Angoulême et y voir sa fille atteinte de choléra. Elle y arriva à cinq heures du soir, s'établit au chevet de la malade qu'elle veilla la nuit et le jour. Le 16 octobre, vers six heures du soir, elle fut prise de diarrhée abondante, à caractère riziforme, avec angoisse épigastrique. Vers minuit, les crampes et les vomissements survinrent, et le 17, dans la nuit, elle rendit le dernier soupir. Depuis deux ans, elle n'avait pas quitté la commune de Mouthiers. Durée de l'incubation : trois jours.

Pierre Vinper, âgé de trente-deux ans, cultivateur, demeurant au village de la Noisetière, commune de Roussines, sur les confins du département de la Haute-Vienne, et éloigné de plusieurs kilomètres de toute localité prise de choléra, partit de chez lui en bon état de santé le 2 octobre 1855, et se rendit directement à Rancogne pour assister aux funérailles d'un de ses parents

qui venait de succomber au choléra dont la contrée
était frappée. La distance est d'environ vingt kilomètres.
y arriva à deux heures du soir. Il séjourna dans la
localité le 3 octobre, et n'en repartit que le lendemain
pour se rendre à son domicile. Le 5, vers neuf heures
du matin, il fut pris de diarrhée, de soif inaccoutumée.
Dès le même soir, les crampes et les vomissements apparurent. Le lendemain il éprouva un commencement
de cyanose. Grâces aux soins intelligents qu'il reçut et
aux dispositions de sa nature, il triompha de la maladie.
C'est l'incubation la plus longue qu'il m'ait été donné
de constater.

Ainsi, ces exemples, qu'il me serait facile de multiplier, suffisent pour montrer que la durée de l'incubation du choléra véhément est de deux à quatre jours.
Pour la cholérine sudorale, comme pour la cholérine
intestinale, j'ai observé également que le temps qui
s'écoule depuis l'imprégnation de l'agent morbifique
jusqu'à l'invasion de la maladie elle-même, avait une
durée sensiblement égale à celle du choléra proprement
dit. Preuve nouvelle de l'identité de nature de ces formes diverses d'une même maladie.

Le choléra est-il contagieux, c'est-à-dire transmissi-
ble d'individu à individu, ou bien est-il purement in-
fectueux, c'est-à-dire prenant sa source dans l'atmosphère générale que respirent les populations ?

Deux confrères de notre département, partisans de la
doctrine de la contagion, citent à l'appui de leur opinion, l'un, l'exemple suivant :

Trois habitants de Suaux quittèrent ce bourg au moment où le choléra sévissait avec force, pour se rendre
dans une localité éloignée où il n'existait aucun phé-

nomène cholérique. Dans la nuit qui suivit leur arrivée,
deux furent frappés de choléra mortel. Aucun des an-
ciens habitants n'éprouva les symptômes de la maladie.
Tous restèrent exempts de cholérine et de choléra. Ce
ne fut que douze jours après ces deux décès que la
diarrhée apparut et que le choléra se manifesta d'une
manière épidémique. Arguer de cette succession morbide à la contagion, c'est évidemment méconnaître
la durée de l'incubation cholérique.

L'autre confrère rapporte, à l'appui de l'idée contagioniste, les faits suivants :

Au moment où l'épidémie ravageait Mansle, quelques
habitants quittèrent ce lieu désolé pour se réfugier dans
une localité distante d'environ quatorze kilomètres, où
il n'existait aucun symptôme de la maladie. Le lendemain de leur arrivée, deux éprouvèrent de violents accidents cholériques auxquels un seul succomba. Aucun
autre exemple de choléra ni de cholérine ne se manifesta alors dans la localité. Seulement, quatorze jours
après l'apparition de ces deux cas, une servante de
ce même bourg se rendit dans une commune voisine
pour y soigner son père affecté de choléra qui sévissait
dans ce pays. Après vingt-quatre heures d'absence, elle
revint au domicile de ses maîtres, et dès le soir même
y fut prise de choléra, qui fut mortel pour elle comme
il l'avait été pour son père. Ce fait morbide resta isolé
comme les deux précédents. Ce ne fut que seize jours
après ce décès, que la diarrhée devint générale et que
le choléra éclata épidémiquement. La connaissance
exacte de l'évolution latente du principe cholérique au
sein de l'organisme, aurait évité cette interprétation
erronée en faveur de la contagion.

Mais les faits les plus fréquemment invoqués à l'appui
de l'idée contagioniste sont les suivants :

Un membre d'une famille est affecté de choléra.
Des parents bien portants arrivent près de lui et pro-
diguent au malade des soins assidus. Ils restent à son
chevet, respirent constamment l'atmosphère de l'appartement, et, au bout de peu de temps, contractent
eux-mêmes la maladie. Alors on crie à la contagion ; et
un examen superficiel donne raison à cette opinion,
d'autant plus plausible que les personnes étrangères à
la famille, les habitants des maisons voisines restent
souvent exempts de la maladie qui a frappé les parents
accourus près du cholérique. Mais lorsqu'on vient à
examiner plus attentivement les faits, on ne tarde pas
à leur donner une interprétation différente, à établir
une doctrine opposée.

En effet, tous les médecins qui ont observé des épidémies de choléra ont été frappés de la prédisposition
de certaines familles à contracter cette maladie. La con-
sanguinité qui, dans le domaine de l'étiologie générale,
joue un rôle si important, devient particulièrement manifeste dans le choléra. Je connais des familles dont
tous les membres, aïeux, fils, filles, petits-enfants, ont
été en proie à l'épidémie, quoique éloignés les uns des
autres, habitant des communes distinctes où le choléra
n'apparaissait que d'une manière très peu intense. Je
citerai entre autres la famille Jacquillard, dispersée dans
les trois communes de Ruelle, de L'Houmeau-Pontouvre, d'Angoulême. Au mois d'août 1855, alors que
l'épidémie était très légère, tous les membres de cette
famille, jeunes et vieux, furent presque simultanément
frappés par l'affection cholérique, sans avoir entre eux

des relations directes et suivies. L'aïeul, qui habitait le village de Chez-Tandri, de la commune de Ruelle, a été la seule personne de cette localité atteinte de choléra proprement dit.

Ainsi, l'hérédité crée une aptitude manifeste à contracter cette maladie. Dès lors, il est facile de comprendre comment des hommes unis entre eux par les liens d'une étroite parenté, affaiblis, en outre, par des peines morales et par des veilles passées auprès des malades, obligés de respirer une atmosphère concentrée chargée de miasmes produits par les déjections abondantes des cholériques, se trouvent plus exposés à l'épidémie que les personnes étrangères à la famille et vivant dans des conditions plus hygiéniques.

D'autre part, l'étude de cette épidémie nous a montré que le choléra avait une marche irrégulière, vagabonde, présentait une allure essentiellement capricieuse, qu'il frappait tel espace circonscrit, tel village, telle rue, telle maison, et épargnait les habitations voisines, sans que l'observation la plus attentive pût trouver dans les conditions topographiques et dans les rapports particuliers des hommes entre eux la cause de ce cantonnement spécial. Cette bizarrerie morbide explique naturellement pourquoi le choléra sévit sur tel quartier, sur telles habitations à l'exclusion de telles autres, sans avoir recours à l'idée contagioniste.

Dans toutes les localités placées en dehors de l'influence épidémique, restées complètement indemnes et de cholérine sudorale et de cholérine intestinale, comme l'arrondissement de Barbezieux, les départements limitrophes de la Haute-Vienne, de la Dordogne, les personnes infectées de choléra qui sont venues y chercher un asile, n'ont jamais transmis la maladie à leurs nouveaux hôtes. Ainsi, dans le cours de l'épidémie que nous avons traversée, il est arrivé bien souvent que des habitants de localités en proie au choléra, quittant ces lieux désolés pour gagner des contrées entièrement exemptes de ce fléau, ont présenté les phénomènes caractéristiques de la maladie le jour, le lendemain ou le surlendemain de leur arrivée. Or, partout les personnes qui les entouraient et qui leur prodiguaient des soins, ont conservé l'immunité morbide si elles sont restées éloignées de tout centre épidémique.

Mais si les localités qui servaient de refuge aux personnes affectées de choléra latent étaient imprégnées d'une légère dose de principes morbifiques, se trouvaient sous la puissance du génie épidémique, faible sans doute, mais cependant présent, alors on voyait quelquefois la maladie se développer chez les personnes que le devoir attachait péniblement au chevet des cholériques. Je connais des villages et deux bourgs placés sur les limites de la zône épidémique, qui ne présentaient que des exemples de cholérine sudorale et des diarrhées fréquentes, quand survinrent des immigrants portant le germe cholérique. Alors on vit quelques personnes, affaiblies moralement et physiquement, ou disposées par vice héréditaire à contracter la maladie, être atteintes de choléra proprement dit en séjournant longtemps auprès de ces malades venus de localités éloignées. Les principes délétères que l'atmosphère contenait, impuissants, dans les conditions ordinaires, à produire le choléra de haute intensité, pouvaient, en s'ajoutant à l'insalubrité du milieu que

créent les cholériques, déterminer cette maladie chez
des personnes prédisposées à en être affectées. Mais le
choléra ainsi développé restait limité dans le point circonscrit où il avait pris naissance, et ne s'étendait ni
à l'ensemble de la localité ni aux populations des contrées voisines.

Si la contagion était la cause ordinaire, essentielle
de la propagation du choléra, jamais cette maladie
ne s'éteindrait dans les lieux où elle a fait son apparition : les hommes conservant entre eux des relations
obligées, loin de diminuer elle ne ferait que s'étendre.
Sans doute ce mode d'interprétation plaît à l'esprit,
allège l'intelligence de tout travail de recherches, de
tout effort d'investigations soutenues ; mais il est contraire aux faits matériels, à la vérité des choses. Partout où cette doctrine a pénétré, elle a affaibli les liens
de la sympathie humaine, a stimulé les penchants de
l'égoïsme. Là où les populations étaient vivement im-
bues de ces fausses idées, les malades ne recevaient
que des soins timides et incomplets ; et dans quelques
localités, l'intervention de l'autorité a été nécessaire
pour obtenir l'inhumation des cadavres.

Toutefois, l'argument qui m'a paru un des plus dé-
cisifs contre les propriétés contagieuses du choléra, est
l'innocuité de l'haleine des malades que j'ai maintes
fois respirée. Convaincu de l'impuissance des modes
thérapeutiques employés, du défaut d'absorption des
organes auxquels on confiait des médicaments, j'ai eu
recours, en effet, dans les derniers mois de l'épidémie, aux inhalations de l'acétone. Pour faire exécuter aux malades les mouvements d'aspiration que je
conseillais, j'étais presque toujours obligé de prêcher

d'exemple ; plusieurs fois j'ai enlevé de la bouche des cholériques le cornet où ils avaient respiré , pour l'appliquer sur la mienne et inspirer ensuite avec force ; afin de montrer comment ils devaient introduire dans leurs poumons les vapeurs que contenait l'appareil. Et cependant, malgré cette communication intime avec les cholériques, j'ai traversé l'épidémie sans en être affecté.

Pour combattre les altérations présumées de l'atmosphère, on a fait, dans plusieurs localités , au moment où le choléra sévissait avec le plus d'intensité, de grands feux alimentés jour et nuit par les herbes des champs. C'est surtout dans les communes de Ruelle et de Magnac-sur-Touvre qu'on voyait de ces feux allumés au milieu des rues. Nulle part, ces flammes qui ondoyaient dans l'air à une grande hauteur, n'ont paru exercer d'influence sur l'épidémie cholérique.

Quant au traitement pharmaceutique, les médecins appelés auprès des malades affectés de choléra, dirigeaient plus généralement leurs efforts thérapeutiques sur tel ou tel symptôme prédominant que sur la maladie considérée dans son ensemble, dans son individualité propre. Ainsi, dans le cas de refroidissement, de cyanose, on prescrivait le plus ordinairement des potions toniques, excitantes, du thé alcoolisé , des infusions aromatiques aiguisées de rhum ; on faisait appliquer des sinapismes aux extrémités des membres, et sur les parties latérales du tronc on maintenait en permanence des bouteilles d'eau chaude ; ou bien l'on avait recours à des frictions prolongées , répétées sur les différentes parties du corps. Pour combattre le flux diarhéique, on administrait le plus souvent soit le sous-nitrate de bismuth, soit des lavements opiacés ou astringents. Pour calmer la soif et les vomissements, on conseillait l'usage de la glace promenée dans la bouche et l'application de sinapismes ou de vésicatoires sur le creux épigastrique. Les confrères qui se sont surtout attachés à l'état général du malade, ont employé des médications diverses. Ainsi, un médecin très répandu dans le canton de Saint-Claud, considérant le choléra comme une variété de fièvre pernicieuse, administrait le sulfate de quinine à dose élevée et répétée. A Ruffec, un autre confrère, dans le but d'agir sur la masse sanguine, a fait un fréquent et large emploi d'acide sulfurique. Sa formule générale était celle-ci : deux grammes et demi d'acide sulfurique médicinal dans une potion de 250 grammes, à prendre par cuillerée à bouche, de demi-heure en demi-heure. D'autres médecins, plus particulièrement frappés des désordres du système nerveux, prescrivaient, comme médication générale : les uns, le valérianate de zinc, déjà préconisé dans de semblables épidémies ; d'autres, en plus petit nombre, ordonnaient la belladone, suivant la méthode de M. Leclerc, de Tours.

Toutes ces médications, alternativement vantées et décriées, m'ont paru dépourvues d'efficacité réelle. Non-seulement leur action spécifique était plus que douteuse, mais encore leur absorption, leur tolérance s'est montrée généralement difficile, impossible. Aussi, me suis-je attaché, dans les dernières périodes de l'épidémie surtout, à rechercher des lumières à des sources plus fécondes que celles qu'on explorait.

Dans l'esquisse symptomatologique que j'ai tracée du choléra, j'ai montré que les troubles de l'innervation

occupaient la plus large place sur la scène morbide.
C'est cette perturbation des centres nerveux qui produit cette soif inextinguible, ce défaut de sommeil, cet
amaigrissement rapide et général du corps, cette vicia-
tion de sécrétions de l'appareil digestif et glandulaire,
ces mouvements d'impatience, ces lourdeurs de tête
ou ces sensations de vacuité céphalique, ces spasmes
douloureux et répétés qui se font sentir aux membres
et sur le tronc, cette aberration particulière de la sen-
sibilité qui excite le malade à rechercher le frais, alors
que la peau et les muqueuses sont froides, glacées.
Évidemment, tant que le centre nerveux restera ainsi
profondément troublé, les fonctions qui en dépendent
conserveront leurs perturbations morbides. Pour réta-
blir cet équilibre détruit, il importe donc d'introduire
rapidement au sein de l'économie un agent capable
de produire la sédation de ce centre d'activité organi-
que. Or, plus le choléra est intense, plus l'absorption
du tube digestif devient nulle. On a beau confier aux
voies digestives d'un malade en proie à un état cyanique de fortes doses de strychnime, de morphine ou
substances alcooliques, il n'en résulte aucun effet physiologique, soit que ces matières s'échappent au dehors
par les vomissements et les selles, soit qu'elles séjour-
nent dans l'estomac et l'intestin. De même que la muqueuse digestive perd ses propriétés absorbantes sous
l'action cholérique, de même la peau cesse de fonc-
tionner avec son activité normale sous l'influence de
cette perturbation morbide. Un malade affecté de choléra, plongé dans un bain médicamenteux, n'en éprouve
en effet aucune modification particulière. Quant à l'appareil urinaire, il se trouve tellement troublé dans ses

fonctions, que la sécrétion de l'urine est le plus souvent suspendue, paralysée. Aussi, les praticiens qui ont eu recours à cette voie d'absorption ont-ils été déçus dans leurs espérances. M. le docteur Plantevigne, de Marcillac-Lanville, qui a employé les injections opiacée dans la vessie, n'en a obtenu aucun résultat, ni physiologique, ni thérapeutique.

Une seule voie large et toujours ouverte aux agents médicamenteux rendus volatils, était restée jusqu'ici inexplorée : c'est la surface pulmonaire. C'est celle par où l'agent morbide venu du dehors pénètre dans l'organisme; par où s'effectue, dans l'état de santé et de maladie, l'absorption presque instantanée de l'air qui entretient la vie. Obligé d'exécuter des mouvements respiratoires pendant tout le cours de son existence, le cholérique introduit forcément et indistinctement dans ses poumons les particules volatiles contenues dans l'air ambiant. En circonscrivant, à l'aide d'un appareil particulier, cette atmosphère, et en l'impreignant d'une dose voulue de substances médicamenteuses; on arrive ainsi à faire pénétrer promptement ces matières étrangères au sein de l'économie, et à déterminer une modification thérapeutique. On comprend que cette pénétration rapide dans le torrent circulatoire est d'autant plus utile à obtenir, que la maladie a plus de gravité, que les appareils digestif, cutané, urinaire, se trouvent frappés, dans leurs propriétés absorbantes, de paralysie plus prononcée.

Après de nombreuses tentatives, dirigées par des considérations diverses, l'expérience m'a conduit à préférer l'acétone à tout autre agent pharmaceutique.

L'acétone, ou esprit pyro-acétique, est un liquide

incolore, transparent qui tient le milieu, pour la vola-
tilité, entre l'éther sulfurique et le chloroforme. L'éther
bout à + 36° centigrades, l'acétone à + 55° centigrades, et le chloroforme à + 61° centigrades.

L'acétone respiré, modifie le système nerveux central, fait cesser son excitation pathologique, produit le
calme à la place de l'agitation et de l'impatience. Au
lieu de posséder l'action profondément et rapidement
déprimante du chloroforme, au lieu de déterminer
l'effet promptement syncopal de ce dernier, l'acétone
jette l'organisme dans la sédation, sans ralentir la circulation au point de rendre le pouls imperceptible,
à l'instar des inhalations chloroformiques. Comme
l'éther est plus volatil que l'acétone, et que ces deux
substances se dissolvent l'une dans l'autre en toute
proportion, j'avais soin de verser préalablement un
tiers environ d'éther dans l'acétone. Je versais ensuite
ce liquide sur la surface d'une éponge placée dans un
cornet de papier à forme conique, taillé de manière à
pouvoir, par sa partie élargie, s'adapter sur l'ouverture
buccale; puis je faisais faire au malade des inspirations
aussi étendues et aussi répétées que possible, et je ne
prescrivais la cessation de ces inspirations que quand
le calme survenait, quand un commencement de somnolence venait à se produire. Si le cholérique, une fois
revenu à lui-même, éprouvait de nouveau les phénomènes nerveux dont on venait de triompher, je faisais
recommencer ces inhalations. C'est ainsi que, dans
l'espace de vingt-quatre heures, des malades ont fait
jusqu'à vingt, vingt-cinq fois ces aspirations médicamenteuses.

Par l'usage de l'acétone, ainsi rapidement introduit

dans l'organisme, le système nerveux central se trouvait profondément modifié; on arrivait en quelques
minutes à faire taire l'agitation du malade, à l'empe-
cher de rejeter les couvertures étendues sur son corps,
à le débarrasser des bruits fatigants qui se produisaient
dans la tête, à calmer son anxiété précordiale, à
diminuer notablement la soif qui le tourmentait, à
vaincre les vomissements auparavant incoërcibles,
sans rien confier directement à son estomac. Quant à la
circulation, elle en éprouvait une telle influence, que
l'état fébrile, et la rougeur si prononcée de la figure
dans la forme typhoïde, devenaient presque insensibles.
Voilà les résultats de ces inhalations, quand les malades
avaient assez de force physique et d'énergie morale
pour suivre exactement le traitement prescrit.

Mais concurremment à cette médication générale que
je n'ai mise en usage que dans les deux derniers mois
où le choléra a sévi dans notre département, il existait
des troubles spéciaux de l'organisme qui demandaient un
traitement approprié. De même, en effet, que dans les
fièvres intermittentes, la quinine fait cesser la perturbation morbide essentielle, mais laisse souvent, sans les
modifier, des dérangements locaux, des gastralgies,
des céphalalgies, etc., qui exigent des soins particuliers; de même, après avoir vaincu, par l'inspiration
réitérée de l'acétone, les troubles dépendant du système
nerveux central, il arrivait ordinairement que les perturbations secondaires occupaient alors la première
place dans la symptomatologie et devenaient à leur
tour des causes d'épuisement et de mort, si on n'arrivait pas à les combattre activement. Tels étaient les
crampes, la soif excessive, la diarrhée, le refroidisse-

ment extrême du corps, quand la maladie revêtait un caractère de haute intensité ou que les secours de l'art étaient tardivement invoqués. Dans ces conditions, la médecine dite des symptômes avait une importance extrême. C'est celle qui doit maintenant fixer notre attention.

Parmi les symptômes développés par le choléra, les spasmes tenaient un des premiers rangs dans l'échelle d'intensité morbide. Quand les crampes siégeaient sur la partie périphérique du corps, elles ne déterminaient aucun danger sérieux. Les frictions répétées, l'application locale de liquides contenant du chloroforme ou de l'ammoniaque arrivaient promptement à les dominer; mais quand ces spasmes venaient à se localiser sur les organes splanchniques, ils acquéraient un plus haut caractère de gravité et pouvaient devenir une cause directe de mort. Comme les faits de ce genre ont été à peine mentionnés dans les annales de la science, il est nécessaire d'y insister plus particulièrement.

Le 1er mars 1855, le nommé François Deschamps, âgé de 25 ans, fut pris de choléra spasmodique violent, et dès le lendemain il entra à l'hôpital d'Angoulême. Le 2, dans la soirée, la diarrhée cessa, mais les crampes continuèrent à se produire sur différentes parties du corps, pour disparaître dans la nuit. Le 3, vers cinq heures du matin, il éprouva un serrement à la gorge, de la dysphagie, et, trois heures après, toute déglutition devint impossible. A dix heures du matin, un vésicatoire fut appliqué à la région antérieure du cou; mais les efforts réitérés de déglutition auxquels le malade se livrait, empêchèrent ce topique d'exercer son action vésicante. Et le 4 mars, sans avoir rien pu avaler dès la veille, il mourut à huit heures et demie du soir, plutôt victime de l'inanition que du choléra proprement dit. — Quelques jours après, je fus appelé à voir près de la caserne la femme Commin, née Françoise Bernard, âgée de 43 ans. Depuis trois jours, elle éprouvait de la diarrhée, lorsque, le 16 mars, elle fut prise tout à coup de crampes aux bras et aux mains, de vomissements opiniâtres, de soif excessive et de refroidissement général ; deux heures après l'apparition de ces phénomènes, les crampes des membres supérieurs disparurent ; mais aussitôt elle éprouva, à la partie du cou correspondant au larynx, une sensation de strangulation ; la voix s'affaiblit aussitôt et la figure devint rouge et injectée ; elle demandait à boire et faisait des efforts stériles pour avaler ; les liquides sortaient des angles de sa bouche sans pouvoir dépasser le pharynx. Je la vis trois heures environ après le début de ces accidents : la voix était voilée et l'anxiété très grande ; elle me montra avec la main que le serrement violent qu'elle ressentait siégeait à la partie antérieure et latérale du cou. J'appliquais aussitôt sur cette région une compresse imprégnée d'un mélange d'ammoniaque et d'alcool ; bientôt après, elle y éprouva une sensation de picottement et de chaleur brûlante ; le serrement disparut alors et la déglutition s'opéra ; mais vingt minutes environ après la cessation de ces spasmes, les mêmes accidents revinrent et l'impossibilité d'avaler se manifesta comme la première fois. L'application de la même mixture fut aussitôt renouvelée, des phlyctènes se développèrent autour du cou, la déglutition devint facile et la malade guérit.

D'autres fois, les crampes, au lieu de se produire sur l'appareil digestif, apparaissaient sur l'appareil urinaire,

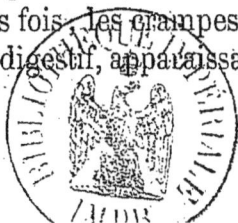

déterminaient des efforts d'expulsion réitérés, mais impuissants, et contribuaient notablement à augmenter l'épuisement du malade. Ainsi, le 28 août 1855, je fus appelé au faubourg La Bussatte pour donner des soins au nommé Pierre Nadaud, cultivateur, âgé de 45 ans. Le 26 août, il avait été pris de diarrhée abondante, et, le 27, de soif excessive et de crampes violentes aux hypochondres et aux pieds. Dans la nuit du 27 au 28, ces crampes cessèrent, mais il éprouva des envies presques incessantes d'uriner; les efforts de miction étaient si douloureux qu'ils lui arrachaient des cris plaintifs. Au moment où je le vis, la prostration était extrême et me fit craindre un dénouement funeste.
— De même, le 20 octobre 1855, je fus consulté par la veuve Petit, âgée de 34 ans, domiciliée rue de Basseau, affectée de choléra depuis deux jours; elle éprouva, dans la nuit du 19 au 20, un serrement épigastrique et des besoins factices mais violents d'uriner; les crampes, qui agitaient les autres parties du corps, disparurent alors et furent remplacées par la perturbation spasmodique de l'appareil urinaire, perturbation qui aggravait encore la maladie. Chez Nadaud, comme chez la veuve Petit, je ne parvins que très difficilement à arrêter ces spasmes vésicaux : l'application locale et réitérée d'une mixture sédative fut le moyen le plus efficace auquel j'eus recours.

Les malades affectés de choléra avaient une tendance prononcée au refroidissement de tout le corps. Pour vaincre cet abaissement de chaleur vitale, j'avais soin, après les frictions générales faites sur la surface de la peau, de faire envelopper les membres et le tronc dans une double couverture. Celle qui revêtait immédiate-

ment le corps était imprégnée d'une dissolution d'alcool et d'ammoniaque, la plus extérieure ne servant qu'à
retenir le liquide qui tendait à s'exhaler au dehors.
Chacune de ces couvertures était fixée autour du cou,
de manière à préserver l'odorat de l'impression désa-
gréable due à ces vapeurs. L'excitation produite sur la
peau par cette application directe de liquide ammoniacal m'a paru toujours exercer l'influence la plus salutaire.

La diarrhée était au nombre des symptômes qui mé-
ritaient le plus de fixer l'attention des praticiens. D'une
part, elle était le prélude ordinaire de l'invasion cholérique, et d'autre part, elle persistait assez souvent
quand les symptômes de l'épidémie avaient cessé de
se produire. Toujours elle était une cause d'épuisement et d'aggravation de l'état pathologique, et con-
tribuait à rendre mortelle la terminaison de la maladie. Pour combattre cette hypersécrétion intestinale,
le tannin a été l'agent médicamenteux le plus essentiel
à mettre en usage. Son administration, à la dose d'un
gramme par jour, a triomphé le plus ordinairement
des plus fortes diarrhées. L'association de l'opium n'était
nécessaire que lorsque le désordre intestinal était accompagné de coliques notables. Non-seulement l'emploi
du tannin à l'intérieur se montrait efficace contre les
flux diarrhéiques, mais encore il m'a paru exercer l'influence la plus salutaire dans les cas de cholérine sudorale : il modérait la sécrétion cutanée et rendait plus
rapide le rétablissement des malades. Mais lorsque les
formes diverses de choléra venaient s'associer à un état
saburrhal prononcé, que la bouche devenait pâteuse, la
langue large et épatée, l'haleine fétide, alors l'adminis-

tration de l'ipécacuanha à dose vomitive, ou du sulfate
de magnésie à dose purgative, était la médication com-
mandée par les circonstances. Cet état saburrhal, ordinairement accompagné de diarrhée, a régné à Angoulême pendant le mois d'août, alors que la cholérine
sudorale ou intestinale se produisait épidémiquement
et que le choléra proprement dit n'apparaissait que par
cas isolés. La partie sud-ouest du canton de Montembœuf a également présenté cet état morbide spécial,
pendant les mois de septembre et d'octobre 1855. Partout alors, la médication évacuante était couronnée
d'heureux résultats,

La soif était la sensation la plus vive et la plus impé-
rieuse qui tourmentât les cholériques. A chaque instant, ils étaient poursuivis par l'envie de prendre des
boissons froides ; et quand ils venaient à satisfaire ce
besoin morbide, ils augmentaient l'intensité des vomissements, la fréquence de la diarrhée, et presque aussitôt les forces de l'organisme tombaient dans un profond état de dépression. D'ailleurs, les boissons intro-
duites dans l'estomac surchargeaient cet organe sans
utilité, en ce sens que quelques gouttes seulement de ce
liquide pouvaient pénétrer dans le torrent de la circulation, et se trouvaient conséquemment impuissantes à
produire des résultats avantageux. L'abstinence de boissons était donc d'une indication formelle. Mais pour vaincre cette soif toujours persistante, le moyen qui m'a paru
le plus efficace a été l'emploi de la racine de pyrèthre
mâchée et promenée dans la bouche. L'excitation particulière de cette substance sur la muqueuse buccale faisait
ordinairement naître la sécrétion salivaire auparavant
abolie ; et cette humectation physiologique de la bouche

arrivait ainsi à éteindre les ardeurs de la soif. Pour les malades que l'âge ou l'état de faiblesse empêchait de mâcher, j'avais soin de faire badigeonner la langue et les parois de la cavité buccale avec un pinceau trempé dans la mixture suivante :

> Teinture de pyrèthre..... 15 grammes.
> Miel rosat.......... .... 5 à 10 grammes.

Quelquefois les malades ne pouvaient supporter ce goût de miel, et alors je remplaçais cette mixture par le vinaigre de pyrèthre qu'on employait de la même manière. Toutes les fois que les cholériques venaient à manifester le besoin de boire, on se contentait d'introduire une préparation de pyrèthre dans la bouche, au lieu de satisfaire leur soif par l'administration de boissons.

Ainsi, les phénomènes essentiels du choléra se trouvaient combattus : 1° la perturbation du système nerveux central, par les inhalations d'acétone ; 2° la diarrhée ordinaire, par le tannin ; 3° la soif, par l'emploi de la pyrèthre promenée dans la bouche ; 4° l'algidité et la cyanose par les frictions et l'emmaillotement des malades dans des couvertures imprégnées d'alcool ammoniacal.

Quant aux convalescences, elles étaient quelquefois lentes à s'établir. Il importait alors de surveiller attentivement les malades, d'attendre que l'appétit commençât à se faire sentir avant de confier à l'estomac des substances solides. Si l'on alimentait en effet trop tôt, ou si l'on surchargeait l'appareil gastrique, on voyait souvent alors la diarrhée se reproduire, les vomissements reparaître accompagnés de crampes, de refroidissement, d'altération de la voix, et la mort être le terme fatal de ce retour des désordres morbides. De même, chez les cholériques au caractère vif et emporté, le calme de l'esprit était impérieusement commandé lorsque la convalescence commençait à s'établir. J'ai vu deux malades très irrascibles, dont la convalescence marchait avec régularité, qui, à la suite d'une violente colère suscitée par des causes frivoles, furent repris d'accidents cholériques auxquels l'un d'eux succomba.

En terminant, je dois un instant appeler l'attention du lecteur sur la prophylaxie de la maladie qui est l'objet de ce travail.

Le moyen le plus sûr d'éviter le choléra, est de sortir du milieu où il exerce ses ravages. Mais l'émigration aura une valeur d'autant plus certaine, que l'éloignement sera plus rapide, que le séjour dans la localité infectée sera moins prolongé. En effet, si les personnes restent seulement une journée dans l'endroit où l'épidémie cholérique sévit, tout en partant avec les apparences d'une santé parfaite, elles peuvent, comme je l'ai montré précédemment, être frappées des accidents cholériques les plus graves après leur arrivée dans la localité exempte de l'épidémie.

Mais, pour les personnes que le devoir et la nécessité attachent aux lieux où règne le choléra, elles doivent éviter toutes les causes d'épuisement, s'efforcer de suivre rigoureusement les prescriptions de l'hygiène, se persuader que l'énergie morale est aussi nécessaire à conserver que l'énergie physique. Pour résister à l'action épidémique, il leur importe de faire cesser la diarrhée aussitôt qu'elle se produit; de prendre, après le repas, des infusions théiformes si la digestion des aliments devient pénible, de ne faire usage que de matières dont on a toujours reconnu la facile élaboration. Au moment où le choléra sévissait à Angoulême, je fus appelé auprès d'une dame dont la digestion de certains aliments, tels que le foie, était ordinairement difficile. Quoique avertie par l'expérience, elle voulut manger de ce mets spécial. En sortant de table, elle fut prise de pesanteur épigastrique bientôt suivie de nausées, de vomissements, de diarrhée, de crampes sur différentes parties du corps. Heureusement, une médication appropriée et rapidement administrée enraya ces accidents morbides.

Dans le choléra, comme dans toutes les grandes épidémies, il importe de ne pas se départir des précautions hygiéniques commandées par l'expérience pendant toute la durée de ces fléaux morbides; car le génie épidémique conserve, dans ses dernières périodes comme au milieu de son évolution, la même force virtuelle. On sait que Périclès fut frappé mortellement de la peste qui régnait à Athènes, au moment où chaque citoyen se croyait à l'abri de la maladie; de même, nous avons vu, au déclin de l'épidémie de Mansle et de Saint-Amant-de-Boixe, succomber le notaire Quélen et le docteur Dumaine, dernières victimes du choléra qui avait décimé ces contrées.

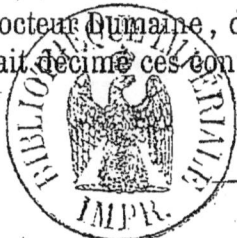

Angoulême, Imprimerie LEFRAISE et Cᵉ,
rue du Marche, 6.

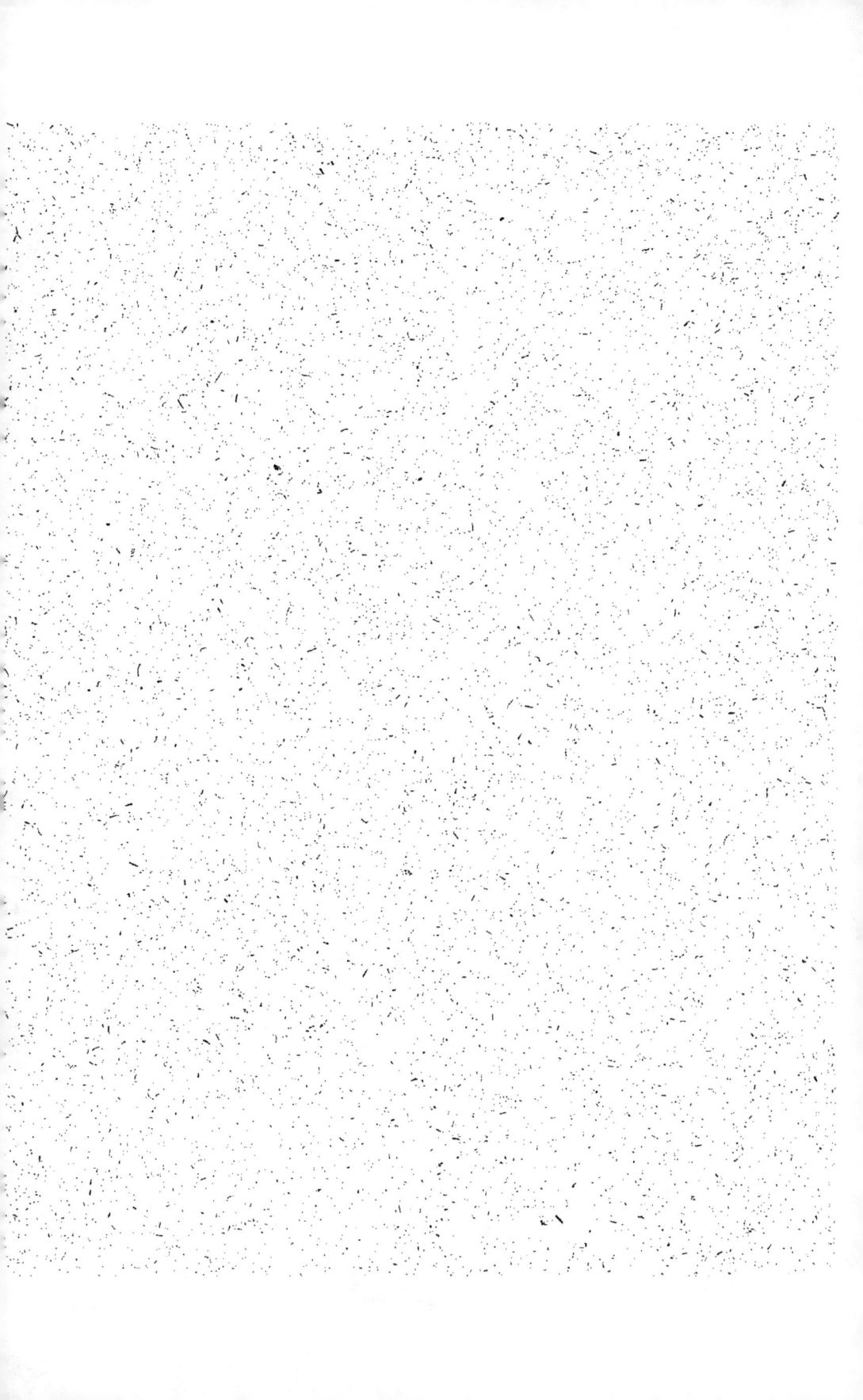

Angoulême, Typ. de LEFRAISE & Cᵉ.